Sylvia Zwettler-Otte
Unbehagen in psychoanalytischen Institutionen

Das Anliegen der Buchreihe Bibliothek der Psychoanalyse besteht darin, ein Forum der Auseinandersetzung zu schaffen, das der Psychoanalyse als Grundlagenwissenschaft, als Human- und Kulturwissenschaft sowie als klinische Theorie und Praxis neue Impulse verleiht. Die verschiedenen Strömungen innerhalb der Psychoanalyse sollen zu Wort kommen, und der kritische Dialog mit den Nachbarwissenschaften soll intensiviert werden. Bislang haben sich folgende Themenschwerpunkte herauskristallisiert:

Die Wiederentdeckung lange vergriffener Klassiker der Psychoanalyse – beispielsweise der Werke von Otto Fenichel, Karl Abraham, Siegfried Bernfeld, W. R. D. Fairbairn, Sándor Ferenczi und Otto Rank – soll die gemeinsamen Wurzeln der von Zersplitterung bedrohten psychoanalytischen Bewegung stärken. Einen weiteren Baustein psychoanalytischer Identität bildet die Beschäftigung mit dem Werk und der Person Sigmund Freuds und den Diskussionen und Konflikten in der Frühgeschichte der psychoanalytischen Bewegung.

Im Zuge ihrer Etablierung als medizinisch-psychologisches Heilverfahren hat die Psychoanalyse ihre geisteswissenschaftlichen, kulturanalytischen und politischen Bezüge vernachlässigt. Indem der Dialog mit den Nachbarwissenschaften wieder aufgenommen wird, soll das kultur- und gesellschaftskritische Erbe der Psychoanalyse wiederbelebt und weiterentwickelt werden.

Die Psychoanalyse steht in Konkurrenz zu benachbarten Psychotherapieverfahren und der biologisch-naturwissenschaftlichen Psychiatrie. Als das ambitionierteste unter den psychotherapeutischen Verfahren sollte sich die Psychoanalyse der Überprüfung ihrer Verfahrensweisen und ihrer Therapieerfolge durch die empirischen Wissenschaften stellen, aber auch eigene Kriterien und Verfahren zur Erfolgskontrolle entwickeln. In diesen Zusammenhang gehört auch die Wiederaufnahme der Diskussion über den besonderen wissenschaftstheoretischen Status der Psychoanalyse.

Hundert Jahre nach ihrer Schöpfung durch Sigmund Freud sieht sich die Psychoanalyse vor neue Herausforderungen gestellt, die sie nur bewältigen kann, wenn sie sich auf ihr kritisches Potenzial besinnt.

Bibliothek der Psychoanalyse

Herausgegeben von Hans-Jürgen Wirth

Sylvia Zwettler-Otte

Unbehagen in psychoanalytischen Institutionen

Konflikte, Krisen und Entwicklungspotenziale in Ausbildung und Berufsausübung

Psychosozial-Verlag

Bibliografische Information der Deutschen Nationalbibliothek
Die Deutsche Nationalbibliothek verzeichnet diese Publikation
in der Deutschen Nationalbibliografie; detaillierte bibliografische Daten
sind im Internet über http://dnb.d-nb.de abrufbar.

Originalausgabe

E-Mail: info@psychosozial-verlag.de
www.psychosozial-verlag.de

Umschlagabbildung: © Sabine Strenger-Rehberger, *Ruptur*, 1976
Umschlaggestaltung & Innenlayout nach Entwürfen
von Hanspeter Ludwig, Wetzlar
Satz: metiTec-Software, me-ti GmbH, Berlin
www.me-ti.de
ISBN 978-3-8379-2744-3 (Print)
ISBN 978-3-8379-7466-9 (E-Book-PDF)

Inhalt

Vorwort

Zwei Bilder tauchten während der Arbeit an diesem Buch immer wieder auf. Beide stammten aus der Zeit meiner Präsidentschaft in der Wiener Psychoanalytischen Vereinigung (2000–2004).

Im Kollegenkreis war kurz vor der Sommerpause von irgendwelchen Problemen der Vereinigung die Rede und ich sagte auf der Heimfahrt zu dem Kollegen, der mich oft nach Veranstaltungen im Auto mitnahm, dass ich mich damit nun nicht im kurzen Urlaub, sondern erst danach befassen würde. Wir sprachen von Buchpublikationen und er fragte mich schließlich, was ich täte, wenn eines meiner Bücher ein Bestseller würde. Spontan entwischte es mir: Ich würde ein wunderschönes Altersheim für Analytiker[1] auf dem Semmering bauen. Er lachte schallend, weil ich statt der gerade erwähnten Distanzierung sofort wieder auf eine Idee verfiel, die er als ein Zeichen familiärer Fürsorglichkeit ansah. Ich hielt zwar seine Deutung nicht für die einzig mögliche und richtige, musste aber zugeben, dass mein Einfall mehr Nähe zur Institution verriet, als ich bewusst empfunden hatte.

Die zweite Szene bezog sich auf einen eindrucksvollen Vortrag von Glen O. Gabbard auf dem 43. IPA-Kongress (International Psychoanalytic Association-Kongress) in New Orleans (2004). Im Laufe der Diskussion ging es um die Notwendigkeit, einer Mutter in ihren auf das Kind bezogenen Ängsten zu mehr Sicherheit zu verhelfen, indem sie an der Haltung des Analytikers eine Art Mütterlichkeit erfuhr, die sie nie selbst erlebt hatte; Gabbard verwendete die Formulierung »mothering the mother«.

Ich vermute, diese beiden Bilder tauchten deshalb wiederholt auf,

1 Aus Gründen der besseren Lesbarkeit wurde auf eine geschlechtsspezifische Unterscheidung verzichtet. Die verwendeten männlichen Personenbezeichnungen sind geschlechtsneutral zu verstehen.

weil sie auf die unerwartet große Bedeutung verwiesen, die jede Institution im Unbewussten annehmen kann; aber vielleicht auch ganz besonders auf Organisationen, die im verlockenden Dunstkreis von Emotionen angesiedelt sind. Erst danach vertiefte ich mich in José Blegers faszinierende Arbeiten über die unbewusste Bedeutung von Institutionen.

Gleichzeitig scheint – zumindest sobald man eine Funktion übernommen hat – manches reparaturbedürftig zu sein. Das kann zu der Idee führen, die Vereinigung, die vielerlei Bedürfnisse weckt, müsste erst zu einer guten Mutter gemacht werden. Sie bräuchte aber auch selbst Halt und Sicherheit, väterlichen oder elterlichen Schutz, wie ihn Heribert Blass (2017) in seiner wichtigen Arbeit über die große Bedeutung der väterlichen Präsenz beschrieb. Meist sind wir uns gar nicht bewusst, dass wir nicht nur eine offizielle, leitende Position übernommen haben, sondern auch so manche geheime Rolle, die uns unser Unbewusstes oder das der anderen zuschiebt. »Die Kindheit beharrt darauf, ein Teil von uns zu sein« (Kohon, 2018a, S. 162)

In diesem wenig ausgeleuchteten Spannungsfeld von passiv-regressiven und aktiv-gestalterischen Intentionen gilt es oft, Entscheidungen zu treffen. In solchen Momenten sollte uns die ursprüngliche Bedeutung des griechischen Wortes *krisis* (Krise) als »Entscheidungsfähigkeit« helfen, einiges von den bewussten und unbewussten Anteilen unseres Seelenlebens richtig zu erraten.

Sylvia Zwettler-Otte

I Fehl-Leistungen als Phänomene in psychoanalytischen Institutionen

Das Unbehagen in der Kultur wiedergelesen[2]

1 Vorbemerkung zu Fehlleistungen, Fehl-Leistungen und dem Unbehagen, das sie verursachen

Schon bei der Entstehung des Begriffs »Fehlleistung« scheint vorbewusst ein Kompromiss zwischen einem (offiziellen) »Fehler« und einer (heimlichen) »Leistung« geschlossen worden zu sein: Wie eine Entschuldigung wird die Anerkennung des Fehlers vorangestellt, aber dahinter kommt auch noch die Wahrnehmung einer (»unheimlichen«) Leistung zum Tragen.

Sigmund Freud[3] hat nachgewiesen, dass Fehlleistungen keine unbedeutenden Entgleisungen einer Funktion sind, sondern vollgültige psychische Akte, die allerdings nicht die bewusst beabsichtigten Ziele verfolgen, sondern andere, die im Verborgenen wirken, weil ihre störende Intention abgelehnt werden muss und sich nur unbewusst im Kampf mit der bewussten Absicht durchsetzen kann. Dadurch irritieren Fehlleistungen und können Unbehagen auslösen.

Das Gefühl des Unbehagens möchte ich im Folgenden als Leitmotiv meiner Überlegungen verwenden. Es verweist auf Freuds 1930 veröffentlichte Schrift über *Das Unbehagen in der Kultur*.

»Un-behagen« ist die Verneinung eines Behagens, eines Wohlgefühls. Die Vorstellung eines behaglichen Gefühls ist zwar präsent, aber

---

2 Dieses Kapitel stellt eine Erweiterung des Originaltextes dar, den ich 2014 für das *Jahrbuch der Psychoanalyse* (Band 69: Fehler und Fehlleistungen) verfasst habe und der aufgrund der Reaktionen den Anstoß zur vorliegenden Ausarbeitung und Buchveröffentlichung gab.

3 Für Sigmund Freud wird im Folgenden nur noch Freud verwendet – im Gegensatz zu Anna Freud bzw. A. Freud in den Quellenangaben.

mithilfe der vorangestellten Negation durchgestrichen. Es bleibt vage, ob die Ursache des unangenehmen Gefühls in einem Mangel oder einer Störung liegt; beides könnte unter Umständen zur bedrohlichen »Zerstörung« anwachsen, und deshalb taucht zumindest ein leises Alarmsignal auf: Etwas ist »falsch«. Ist ein Fehler aufgetreten? Behindert etwas wichtige Funktionen und Prozesse? Fehlt Wesentliches? Fragen verunsichern, und gerade das kann und soll Aufmerksamkeit erwecken und neue Entdeckungen und Wege der Erforschung ermöglichen.

Im vorliegenden Buch setze ich mich mit der Frage auseinander, ob auch manche Phänomene in den psychoanalytischen Institutionen auf Vorgänge zurückzuführen sind, die auf der sichtbaren Ebene eine überwiegend akzeptierte oder zumindest tolerierte Absicht haben, aber eine andere, oft gegenteilige (Neben-)Wirkung als die vorgegebene erreichen und deshalb auf einen ähnlichen unbewussten Sinn hindeuten wie Fehlleistungen. Während Freud die Leistung im Fehler aufgedeckt hat, möchte ich nun anhand des »Unbehagens« einigen Phänomenen nachgehen, die als Fehler in der Leistung erscheinen. Darauf soll in diesem Text die Getrenntschreibung »Fehl-Leistung« hinweisen. Hinter der sichtbaren, bewusst geplanten und propagierten Aktivität wäre eine negative, destruktive Tendenz verborgen, die so manches Etappenziel erreicht, während offiziell die Fehlschläge oder die geringe Akzeptanz einer Initiative bedauert werden. Manchmal löst auch der verdächtige Eifer, mit dem Ziele verfolgt werden, bei einigen Unbehagen aus. Manuela Utrilla Robles hat sich in ihrem Buch *Fanaticism in Psychoanalysis* (2013) diesem Thema gewidmet und Phänomene beschrieben, die im Schatten erlebt und tabuisiert werden und primitives Denken nähren.

Fehlleistungen und Fehl-Leistungen haben wesentliche Gemeinsamkeiten, unterscheiden sich aber hinsichtlich ihrer Zeitdauer und der Art ihres Auftauchens.

Fehlleistungen sind Momente, in denen eine unbewusste Absicht plötzlich durchbricht. Sie vollziehen sich in der Flüchtigkeit eines Augenblicks, der schlaglichtartig etwas bisher Verborgenes erkennen lässt und verrät, was oft bei den Zeugen einer Fehlleistung schallendes Gelächter auslöst. Diese ebenfalls eruptive Reaktion hat Abwehrcharakter und hilft mit, dass sich die nicht bewusst beabsichtigte Öffnung zum Unbewussten rasch wieder verschließt. Unbehaglich und peinlich ist die Fehlleistung gewöhnlich nur demjenigen, dem sie »passiert« ist.

Als Fehl-Leistungen habe ich in diesem Buch jene Phänomene bezeichnet, die durch eine unbehagliche Irritation unbewusste Vorgänge vermuten lassen wie bei Fehlleistungen, die aber keine plötzlichen Entladungen, sondern schleichende Prozesse sind und sich still und langsam im Hintergrund entwickeln. Sie sind vielleicht lange an nichts anderem zu erkennen, als an einem vagen Unbehagen, das von Einzelnen registriert, selten offen artikuliert und vielleicht sogar tabuisiert wird, das aber sehr wohl Auswirkungen auf Haltungen und Handlungen hat. Peinlich ist es in erster Linie, ein solches Unbehagen anzusprechen. Es ist, als hätte man plötzlich eine Kehrtwendung gemacht und würde nun gegen den Strom schwimmen.

Für solche Fehl-Leistungen gilt wohl dasselbe Paradoxon, das Elfriede Löchel so treffend für Fehlleistungen formulierte: »[…] dass sie gerade durch ein Misslingen, einen Fehler, etwas anderes zum gelingenden Ausdruck« (Löchel, 2013, S. 8) bringen. Dieses »Andere« aber kann nicht einfach in einer Übersetzung einer unbewussten Absicht in einem nachträglich erkennbaren Sinn festgehalten und definiert werden. Es verweist bloß durch die Irritation auf ein verborgenes Dilemma. »Die Form der Störung, des Missgriffs, Versprechers ist vielmehr die Erscheinungsform des Unbewussten« (ebd.).

So geht es auch hier bei Überlegungen zu Phänomenen innerhalb psychoanalytischer Institutionen nicht um eine Aufdeckung von Vorgängen, die etlichen Mitgliedern unbehaglich und bedenklich erscheinen, sondern um den Versuch, die Aufmerksamkeit einigen möglicherweise unbewussten Konflikten und ihrem verborgenen Kräftespiel zuzuwenden.

Indem das Gefühl des Unbehagens als Ausgangspunkt gewählt wird, bekommt es eine ähnliche Funktion wie die von Joachim F. Danckwardt beschriebenen »Arbeitsaffekte«, die verschiedene Grade an Intensität (von Verwunderung bis Entsetzen) annehmen und in Klarheit oder »zu Signalen geschrumpft« auftauchen können (Danckwardt, 1994, S. 120f.). Dadurch wird eine weitere Bearbeitung vorbereitet und ermöglicht. Das irritierende Unbehagen, das viele von uns gelegentlich schleichend und heimlich befällt, fordert zum Aufspüren seiner verborgenen Gründe auf, um Verbesserungen anzustreben.

2 Unbehagen und Wunschphantasien

Die Ausgangssituationen, die sich mit dem Thema von Fehlern und Fehlleistungen verknüpft haben, waren Wahrnehmungen eines Unbehagens, das durch vereinzelte, aber zahlreiche Klagen von Mitgliedern verschiedenster psychoanalytischer Institutionen innerhalb Europas ebenso wie anderer Kontinente laut wurde und sich mit meinen eigenen Irritationen verbunden hat. Im Wesentlichen ging es dabei vordergründig darum, dass in psychoanalytischen Vereinigungen auf psychoanalytische Arbeit bezogene Bedürfnisse oder Leistungen der Mitglieder seitens der Organisation keine entsprechende Unterstützung und Beachtung fanden.

Häufig tauchte dieses Problem in Verbindung mit einer positiven kontrastierenden Vision auf und der Frage, wie denn eine Institution sein müsste, die überwiegend als fördernd und unterstützend erlebt würde statt hauptsächlich administrierend, einschränkend, fordernd und oft rücksichtslos. Zu Wunschphantasien nimmt man vor allem dann Zuflucht, wenn die Realität nicht gut genug ist und sie deutlich zu wenig an Befriedigung bietet. Die Vorstellung und Wunschphantasie eines »facilitating environment«[4], einer fördernden Umwelt, liegt wohl für Analytiker nahe. Aber wenden wir uns zuerst jener Wunschphantasie zu, mit der Freud seine Schrift *Das Unbehagen in der Kultur* (1930a) eröffnet.

2.1 Das »ozeanische Gefühl«

Freud beginnt *Das Unbehagen in der Kultur* (1930a) mit einer kurzen Kritik darüber, dass die Menschen nach Macht, Erfolg und Reichtum zu streben und somit falsche Maßstäbe anzulegen scheinen, statt die wahren Werte des Lebens zu schätzen, die er allerdings nicht benennt. So wie der Titel dieser kulturtheoretischen Schrift selbst mit einer Negation beginnt, nämlich dem »Un-behagen«, enthält auch die allgemeine Rüge eine sanfte Verneinung im ersten Satz. Dieser Auftakt scheint mir besonders wichtig, weil wir die gleiche Tendenz, dass Inhalt und Form konvergieren, mehrmals in dieser Arbeit finden werden.

Wie in einem »Zauderrhythmus« (Freud, 1920g, S. 43) reiht sich nun an jede Behauptung eine Relativierung: Freud kann sich dieses Eindrucks falscher Bewertungen »nicht erwehren«, aber darauf folgt gleich die Warnung: »Und doch« sei man dadurch in Gefahr ei-

4 Eine ausführliche Übersicht über Winnicotts Begriff des »facilitating environment« findet sich bei Abram (2007).

ner unzutreffenden Verallgemeinerung; »einzelne[n] Männern« bliebe nämlich dennoch »die Verehrung ihrer Zeitgenossen nicht versagt« (Freud, 1930a, S. 422)[5]. *Jedoch* käme möglicherweise nur von wenigen eine solche Anerkennung. *Allerdings* beurteilt Freud auch diese seine eigene Aussage als eine Vereinfachung. Deshalb beendet er diesen Gedankengang und kommt zu seinem eigentlichen Anliegen, nämlich den französischen Dichter Romain Rolland als einen dieser ausgezeichneten Männer vorzustellen, die trotz der weitverbreiteten falschen Wertschätzungen erfolgreich und anerkannt seien. Ihm hatte Freud seine Schrift *Die Zukunft einer Illusion* (1927c) zugesendet, welche die Religion als Illusion darstellt. R. Rolland hatte sowohl zustimmend als auch kritisch in einem Brief geantwortet, dass Freud bedauerlicherweise »die eigentliche Quelle der Religiosität nicht gewürdigt« habe.

Ob Freuds Schwankungen zwischen Annahmen und deren Einschränkungen mit einem Zögern am Beginn des Schreibprozesses oder mit der geplanten Auseinandersetzung mit R. Rollands Überzeugung zu tun hatte, bleibt offen. Freud formuliert sein freundschaftliches Verhältnis mit R. Rolland ebenfalls so, dass man unsicher sein könnte, ob man höfliche Bescheidenheit oder Distanzierung von zu großer Nähe heraushört: »Einer dieser ausgezeichneten Männer nennt sich in Briefen meinen Freund« (S. 422).

Im Folgenden wird sich Freud von R. Rollands Ansicht distanzieren und sie unverbunden neben seiner eigenen stehen lassen.

Als Antwort auf Freuds Zusendung seiner kulturtheoretischen Schrift *Die Zukunft einer Illusion* (1927c) hatte R. Rolland ihm das »ozeanische Gefühl« geschildert, das er für die eigentliche Quelle der Religiosität hielt und das er in Freuds Arbeit vermisste. Es wäre zwar eine rein subjektive Empfindung der »Ewigkeit«, die R. Rolland aber von vielen bestätigt gefunden habe. Es wäre »ein Gefühl wie von etwas Unbegrenztem, Schrankenlosem, gleichsam ›Ozeanischem‹« (S. 422).

Freud konnte dieses ozeanische Gefühl zwar nicht in sich entdecken und schien selbst ein Unbehagen zu registrieren: »Es ist nicht bequem, Gefühle wissenschaftlich zu bearbeiten« (S. 422). Er verglich es aber mit dem Trost, den der Dichter Christian Dietrich Grabbe (2008 [1835]) in seinem gleichnamigen Drama seinen Helden *Hannibal* vor dessen

5 Alle folgenden Seitenangaben ohne weiteren Zusatz beziehen sich auf Sigmund Freuds Arbeit *Das Unbehagen in der Kultur* (1930a).

Freitod aussprechen ließ: »Aus dieser Welt können wir nicht fallen« (S. 422).

Es ist interessant, dass Freud hier R. Rollands Vorstellung grenzenloser Ewigkeit mit einem Bild des Sich-gehalten-Fühlens zu fassen versucht. Nicht aus der Welt fallen zu können kennzeichnet einen Halt, den eine unüberschreitbare Grenze gibt; sie stellt also einen Gegenpol zur schrankenlosen Ewigkeit dar.

Wenn man die Textstelle in Grabbes (2008 [1835]) Werk aufschlägt, stößt man zum zweiten Mal darauf, dass Freud eine Form wählt, die auf eine bedeutsame Parallele im Inhalt verweist: Die Vorstellung der Unvergänglichkeit, repräsentiert durch den Halt der Welt, stammt dort nicht von Hannibal, sondern von einem Freund ..., so wie die Vorstellung des »ozeanischen Gefühls« von Freuds Freund R. Rolland kam. In Freuds Überlegungen dürfte also die »Gesamtsituation« (vgl. Joseph, 1997 [1989], S. 156ff.) aufgetaucht sein, die eine Verschiebung und Projektion beinhaltet: Die Sehnsucht nach Verschmelzung wird wahrgenommen und thematisiert, aber nicht als eine eigene seelische Regung, sondern als die eines anderen – ein Kompromiss zwischen einem Wunsch, der als unrealistisch verurteilt wird und seiner Abwehr. Wie Hannibal sich von der Illusion seines Freundes über ein Weiterleben nach dem Tod etwas distanziert, findet auch Freud die Vorstellung seines Freundes von einem ozeanischen Gefühl der grenzenlosen, ewigen Verbundenheit befremdlich. Ihm erschien die Idee eines unmittelbaren Gefühls des Menschen, das »Kunde von seinem Zusammenhang mit der Umwelt« geben sollte, »fremdartig« (S. 423) und fragwürdig. Freuds Einfall des Grabbe-Zitats beantwortet also R. Rollands Idee der Verschmelzung mit der Umwelt mit einem beschränkenden Halt.[6]

Freud versuchte lieber eine »genetische Ableitung eines solchen Gefühls« (S. 423). Er geht von dem subjektiven Empfinden des reifen Individuums aus und davon, dass sein Ich klar von der Außenwelt abgegrenzt sei. Diese Grenze werde allerdings zum Beispiel im Zustand der Verliebtheit aufgehoben, die eine Einheit von Ich und Du vorgaukelt. Auch die Pathologie zeige viele Zustände, bei denen die Abgrenzung des Ichs gegen die Außenwelt unsicher oder unrichtig gezogen werde. Sogar Teile des eigenen Körpers oder Vorgänge des eigenen Seelenlebens (Gedanken, Gefühle, Wahrnehmungen) würden »wie fremd und dem

6 Zum mimetischen Stil als vorbewusstes oder unbewusstes Stil-Kriterium vgl. Löchel (1996).

Ich nicht zugehörig erscheinen, andere, in denen man der Außenwelt zuschiebt, was offenbar im Ich entstanden ist und von ihm anerkannt werden sollte« (S. 423).

Das Ichgefühl des Erwachsenen – so Freud – habe sich aber erst langsam entwickelt, indem der Säugling zwischen inneren Erregungsquellen und äußeren, die sich zeitweise entzogen, unterscheiden lernte; unter letzteren ist die Mutterbrust die begehrteste. Erst dadurch wurde eine Unterscheidung zwischen innen und außen, zwischen Ich und äußerem Objekt möglich. Diese Differenzierungsfähigkeit verleitete allerdings zu der Tendenz, alle Unlustempfindungen vom Ich abzusondern und außen zu lokalisieren. Eine solche Bildung eines reinen Lust-Ichs, »dem ein fremdes, drohendes Draußen gegenübersteht« (S. 424) ist aber nicht haltbar, weil doch manche Lust von einem Objekt kommt und das Ich doch nicht, wie wir ursprünglich glauben wollten, alles enthält. »Unser heutiges Ichgefühl ist also nur ein eingeschrumpfter Rest eines weitumfassenderen, ja – eines allumfassenden Gefühls, welches einer innigeren Verbundenheit des Ichs mit der Umwelt entsprach« (S. 425). Diese Vorstellungsinhalte der Unbegrenztheit und Verbundenheit mit dem All sind »dieselben, mit denen mein Freund das ›ozeanische‹ Gefühl erläutert« (S. 425).

Um eine enge Verbundenheit mit der Umwelt geht es auch bei der Vision einer fördernden Umwelt.

2.2 Die Vorstellung einer »fördernden Umwelt«

Die Vorstellung einer »fördernden Umwelt« (»facilitating environment«) bezog Donald W. Winnicott (1984) ursprünglich auf eine ausreichend gute Bemutterung des Säuglings. Die Mutter, die »good enough« ist, bietet dem heranwachsenden Baby eine fördernde Umwelt an, erfasst intuitiv, wie viel Nähe oder Freiraum das Kind braucht und erleichtert dadurch seinen Reifungsprozess. Eine wesentliche Rolle spielt dabei die Entwicklung seiner Fähigkeit, nicht nur Objekte in der äußeren Welt wahrzunehmen, sondern sie allmählich auch in ihrer eigenen, unabhängigen Existenz zu erkennen. Als Voraussetzung für eine solche gesunde Reifung in einer fördernden Umwelt sieht Winnicott die Illusion des Kindes, es wäre gleichsam Gott, und erst dadurch kann der Prozess der Desillusionierung zur Einsicht führen, dass es eben nicht Gott ist. Diese Reise von der Illusion zur Desillusionierung bezeichnet er als Beginn einer kulturellen Erfahrung. Die Suche nach einer fördernden Umwelt beschränkt er nicht auf die frühesten Lebensjahre, sondern weitet sie auf eine unbewusste Kraft in jedem Individuum aus – ein Gedanke, den Christopher Bollas in seinem Konzept des »Schicksalstriebs« (»destiny drive« [Bollas, 2011]) weiter ausführte (vgl. auch Abram, 2007, S. 279).

Während die Vorstellung eines ozeanischen Gefühls in seiner grenzenlosen Verschwommenheit tiefe Regression spürbar macht, weist die »fördernde Umwelt« bereits mehr begrenzende Konturen, eine deutlichere Realitätswahrnehmung und die Komponente der eigenen Entwicklung auf, die von der Umwelt nur unterstützt werden soll.

Noch »erwachsener« und realistischer wirkt nun die Wunschvorstellung einer fördernden Umwelt, die sich konkret auf die Förderung einer bestimmten Aufgabe beschränkt.

2.3 Freuds Hoffnungen und die Anfänge psychoanalytischer Institutionen

»Vom Jahre 1902 an scharte sich eine Anzahl jüngerer Ärzte um mich in der ausgesprochenen Absicht, die Psychoanalyse zu erlernen, auszuüben und zu verbreiten« (Freud, 1914d, S. 63), so fasst Freud in *Zur Geschichte der psychoanalytischen Bewegung* die Zielvorstellung der ersten psychoanalytischen Einrichtung zusammen, die sechs Jahre später zur Gründung der Wiener psychoanalytischen Vereinigung führte.

Die Qualitäten derer, die sich für die Psychoanalyse interessierten, berechtigten Freud zu der Hoffnung, die wachsende Gruppe werde für die neue Wissenschaft förderlich sein.

> »Der kleine Kreis dehnte sich bald aus, wechselte im Laufe der nächsten Jahre vielfach in seiner Zusammensetzung. Im ganzen durfte ich mir sagen, in dem Reichtum und der Mannigfaltigkeit der Begabungen, die er umschloß, stand er kaum hinter dem Stab eines beliebigen klinischen Leiters zurück« (ebd.).

Freud ging offenbar von der Erwartung aus, dass in einer Gruppe von Forschern, die das Erkennen selbst der verborgensten seelischen Vorgänge zu ihrer Hauptaufgabe machen, das Zusammengehörigkeitsgefühl und Einverständnis größer sein müsste, als es normalerweise in Gruppen der Fall ist. Das Wissen um infantile Rivalitäten sollte seine Mitarbeiter nicht nur auszeichnen, sondern sie und vor allem die gemeinsame Sache vor den zerstörerischen Auswirkungen interner Kämpfe schützen, doch er musste schließlich erkennen:

> »Es gelang mir nicht, unter den Mitgliedern jenes freundschaftliche Einvernehmen herzustellen, das unter Männern, welche dieselbe schwere Arbeit leisten, herrschen soll, und ebensowenig die Prioritätsstreitigkeiten zu ersticken, zu denen unter den Bedingungen der gemeinsamen Arbeit reichlicher Anlaß gegeben war« (ebd., S. 64).

Rückblickend meinte Freud, er hätte mit mehr Autorität gegen solches Benehmen auftreten sollen, und er konnte sich nicht enthalten, seinen Mitarbeitern charakterliche Mängel vorzuwerfen: »Gerade die Psychoanalyse hätte eine lange und strenge Zucht und Erziehung zur Selbstzucht gefordert«, und die hatte er bei manchen vermisst und ihnen zu viel »angehen lassen«, weil er ihren Mut anerkennen wollte, sich überhaupt einer »so verpönte[n] und aussichtslose[n] Sache« (ebd.) wie der neuen Wissenschaft der Psychoanalyse hinzugeben. Einen ähnlichen Hinweis auf die Notwendigkeit von Disziplin finden wir übrigens auch bei Wilfred R. Bion im Zusammenhang mit Fragen zur Heilung durch Psychoanalyse: »[...] der Patient muss vielleicht stärker und disziplinierter sein, um nicht bloß auf einen Himmel auf Erden vorbereitet zu sein, sondern für alles, was kommt« (Bion, 2005, S. 42)[7].

Freuds Hoffnung auf eine harmonische Verbundenheit innerhalb des engeren Kreises von Mitarbeitern hatte sich als Illusion erwiesen. Freud belässt es nicht bei der Konstatierung eines vagen Unbehagens, sondern spricht von einem Misslingen und sieht einen Fehler in seiner zu großen Nachsicht.

Die klar definierte Aufgabe der psychoanalytischen Gesellschaften ist die Pflege und Weiterentwicklung der Psychoanalyse. Dieses Ziel ist aber ohne Psychoanalytiker, die sich in ihrer Umwelt ausreichend wohl fühlen, schwer zu erreichen.

Bion (1989 [1961]) hat darauf hingewiesen, dass unsere Wünsche an eine Gruppe immer größer sein werden als die Befriedigungen,

---

7 Dieses und alle folgenden Zitate, sofern nicht anders angemerkt, sind Übersetzungen der Autorin. Ebenso stammen alle kursiven Hervorhebungen in Zitaten, insofern nicht ausdrücklich gekennzeichnet, von der Autorin.

die sie bereithält. Je weiter die Realität von den jeweils vorhandenen Wunschvorstellungen abweicht, desto mehr wächst Unbehagen an. Es ist meist – wie das ozeanische Gefühl – zunächst dadurch gekennzeichnet, dass es sehr vage ist und leicht vor einer erforschenden Betrachtung zurückweicht, so als wäre sie zu gefährlich. Kein Wunder, dass sich solche vorbewussten Empfindungen im »Zauderrhythmus« des Stils niederschlagen. Und tatsächlich droht ja eine Distanzierung oder Entfremdung, welche die Gefahr in sich birgt, den Kontakt mit der (zu wenig förderlichen) Umwelt ganz zu verlieren und »aus der Welt zu fallen«. Auch Freud schrieb über die erwähnten Schwierigkeiten unter den Mitgliedern, dass sie ihn »endlich dem Kreise innerlich entfremdeten« (Freud, 1914d, S. 64).

2.4 Die Fortwirkung frühester Wunschphantasien

Zur Veranschaulichung seines Gedankens, dass das ursprüngliche, primitive Ichgefühl bei vielen Menschen »– in größerem oder geringerem Ausmaße – erhalten bleibt« (S. 425), zieht Freud das Beispiel einer Tierreihe heran: die großen Saurier seien zwar ausgestorben, aber »ein richtiger Vertreter dieses Geschlechts, das Krokodil, lebt noch mit uns« (S. 425f.). Er kommt zu dem Schluss, dass »im Seelenleben nichts, was einmal gebildet wurde, untergehen kann, daß alles irgendwie erhalten bleibt und unter geeigneten Umständen, z. B. durch eine so weitreichende Regression wieder zum Vorschein gebracht werden kann« (S. 426). Er hält schließlich fest, »daß die Erhaltung des Vergangenen im Seelenleben eher die Regel als die befremdliche Ausnahme ist« (S. 429f.).

Es ist anzunehmen, dass das ozeanische Gefühl, »das etwa die Wiederherstellung des uneingeschränkten Narzißmus anstreben könnte« (S. 430), als korrigierende Wunschphantasie besonders hervortritt, wenn narzisstische Verletzungen erlebt wurden.

Dieses Erleben kann auf dem Boden der äußeren Realität oder mehr in der inneren Realität eines Mitglieds gegründet sein. Es wirken ja keineswegs nur tröstliche, Befriedigung und Orientierung suchende Wunschphantasien im Unbewussten weiter. Auch paranoide Ängste können wieder auftauchen und reale Schwierigkeiten verstärken.

Letztere gab es bereits zu Lebzeiten Freuds zum Beispiel durch Angriffe bezüglich des Werdegangs von Analytikern. Wilhelm Stekel, der 1908 die Gründung der Psychologischen Mittwoch-Gesellschaft angeregt hatte und 1912 mit Alfred Adler aus dieser Vereinigung ausgetreten war (Leupold-Löwenthal, 1986), veröffentlichte 1936 zu Freuds 80. Geburtstag in der *Wiener klinischen Wochenschrift* einen vor Ambivalenz strotzenden Beitrag über »Wandlungen der Psychotherapie«, in dem er den Weg, wie man Analytiker wird, karikierend als Karriere von Neurotikern nachzeichnete (Tichy & Zwettler-Otte, 1999, S. 90f.). Heute könnten wir solche Attacken vielleicht mit einer gewissen Selbstsicherheit parieren. Eine Berufswahl, die durch frühes seelisches Leid nicht nur begünstigt wird (Junkers, 2013, S. 58f.), sondern bei der die mitgebrachten seelischen Verletzungen eine »conditio sine qua non« sind (Ferro, 2003, S. 157; zit. nach Junkers, 2013, S. 58) muss den Zugang zu Vergangenem offenhalten statt es zu verdrängen. Das aber bedeutet auch weniger Schutz vor neuen Verletzungen, die unter Umständen zu kompensierender »Wiederherstellung des uneingeschränkten Narzißmus« (S. 430) führen.

Es ist wohl unvermeidlich, die Erhaltung des Vergangenen auch in dieser Hinsicht zu akzeptieren. Jonathan Sklar und Michael Parsons (2011, S. 143f.) hoben hervor, dass der psychoanalytische Lebens-Zyklus immer als organisches Ganzes gesehen werden muss und dass der Weg des Arbeitslebens eines Analytikers fortwährend die Themen widerspiegelt, die jemanden anfangs zur Psychoanalyse geführt haben (ebd., S. 156). Die äußeren praktischen Anwendungen im Leben von Analytikern seien immer als Ausdruck ihrer psychoanalytischen Identität zu sehen. Diese aber steht in einem so engen Zusammenhang und Austausch mit der psychoanalytischen Institution, dass die Vernachlässigung dieser Tatsache eine besonders folgenschwere Fehl-Leistung wäre.

3 Erwartungen an psychoanalytische Institutionen – Ein Jahrhundert nach Freud

Warren S. Poland hielt 2009 auf dem 46. Kongress der Internationalen Psychoanalytischen Vereinigung in Chicago einen Vortrag über den kollegialen Umgang unter Psychoanalytikern.

Im Hinblick auf Kongresse erinnere ich zuvor kurz an die »emotionale[n] Hochstimmungen mit unterschiedlichsten Tönungen libidinöser, aber auch aggressiver, kampflustiger und rivalisierender Art« (Zwettler-Otte, 2007b, S. 167) auf solchen gesellschaftlichen Zusammenkünften. Auf dem vierten internationalen Symposium der Hellenic Psychoanalytic (Provisional) Society in Delphi (1996) hat André Green diese triebhafte Erregtheit mit ihrer Intention besonders einprägsam auf den Punkt gebracht: Er eröffnete einen Vortrag damit, dass er natürlich nicht sagen könne, weshalb die Kollegenschaft heute hier sei, aber er wisse wohl, weshalb er selbst da sei: Er sei hierhergekommen, weil er sich Lust erwarte (»I came – for pleasure!«).

Ganz anders klingt nun Polands (2009) Einleitung seines Vortrags, dessen Titel bereits Vorsicht und emotionsferne Sachlichkeit anklingen lässt: »Probleme des kollegialen Lernens in der Psychoanalyse: Narzissmus und Neugier«. Er sehe zwar eine hohe klinische Sensibilität der Psychoanalytiker, vermisse aber respektvolle Aufgeschlossenheit und aufmerksames Zuhören und Debattieren unter den Kollegen. Poland kommt ein Jahrhundert später zu einem ähnlich resignierenden Schluss wie Freud, nämlich dass uns »die Art und Weise, wie wir diese kollegiale Aufgabe bislang gemeistert haben, wenig Anlass gibt, stolz zu sein« (ebd., S. 4).

Poland vergleicht unseren fehlenden echten Kontakt mit der Beziehungslosigkeit der Personen auf den Bildern Edward Hoppers: die Menschen seien häufig im selben Raum, aber »ohne miteinander in Kontakt zu sein« (ebd.). Er erkennt eine wachsende Kluft zwischen unserer zunehmenden Fähigkeit, in unseren Behandlungszimmern zuzuhören und unserem Desinteresse aneinander innerhalb der analytischen Gemeinschaft und meint: »[...] umso schockierender ist es, wie schlecht wir einander zuhören« (ebd., S. 5f.). Trotz einer Blütezeit neuer Ideen und einer gewissen gegenseitigen Befruchtung sieht er ernste Gefahren in der fehlenden Bereitschaft zu echten Diskussionen über neues Wissen.

Aus Polands Ausführungen geht klar hervor, was eine die Entwicklung fördernde Umwelt bieten sollte: eine freie, offene und zugleich diszipliniert geführte Kontroverse, die durch präzise Formulierung, Berücksichtigung des vorhandenen Wissens und Toleranz angesichts unlösbarer Paradoxa gekennzeichnet wäre und eine »respektvolle Anerkennung weiterhin bestehender Unterschiede« erkennen ließe. Er betont, dass »Proklamationen geistiger Aufgeschlossenheit« nichts nützen, wenn wir gleichzeitig weiter bloß Monologe halten. Unsere »Bedürfnisse nach Selbstgratifikation« müssten eine reifere Form von Narzissmus annehmen, damit sich unsere wissenschaftliche Neugier entfalten kann. Nur so kann eine Fixierung auf Fragmente vermieden und neues Wissen in den Kontext bisheriger Erfahrungen eingearbeitet werden statt zu Verwirrung zu führen (ebd., S. 4ff.).

Als Ursachen der Probleme hebt Poland Rivalität und kindlichen Narzissmus hervor. »Vorurteile und narzisstische Kränkungen haben leider sehr lange Halbwertszeiten« (ebd., S. 12). Die Einsamkeit unseres Berufs und die Asymmetrie der analytischen Partnerschaft wären eine zusätzliche Erschwernis. Das Verlangen nach narzisstischer Gratifikation gerate in Konflikt mit dem Wunsch nach Verbundenheit mit der Gemeinschaft und Gedankenaustausch könne zum Machtkampf werden. Jedoch müssten neue, in »splendid isolation« geborene Ideen von anderen getestet werden, um nicht private Phantasien zu bleiben.

> »Wir hoffen auf Hilfe bei der Entwicklung unserer Perspektiven [...]. Unsere Gesprächspartner müssen vertrauenswürdig, respektvoll und aufrichtig sein, damit unsere Fähigkeit zur Selbstkritik wachsen kann; in entsprechender Weise sind wir zu Respekt verpflichtet, wenn wir Dinge, von denen wir noch nie gehört haben, hinterfragen« (ebd., S. 14).

Poland betont also die Gegenseitigkeit und die Notwendigkeit der wechselseitigen Ergänzungen.

Organisationen sollten die Entwicklung privater, kulturenübergreifender Diskussionen abseits der Machtstruktur fördern. Im persönlichen Rahmen wäre es leichter, etwas infrage zu stellen, statt es nur durch Benennung abzutun. So könne der reife Narzissmus Wertschätzung anderer und Liebe zur Neugier mit einschließen und Ideale hüten, die über das Selbst hinausgehen. Poland endet mit dem Hinweis auf die notwendige Untersuchung der Hindernisse einer geistigen Aufgeschlossenheit.

Zwei Fragen scheinen mir Polands wichtige Überlegungen aufzuwerfen. Wenn wir einander, wie er sagt, in einem schockierenden Ausmaß schlecht zuhören und oft ohne Kontakt im selben Raum verweilen, hat dies dann nicht doch sehr viel mit destruktiven Tendenzen zu tun, die als eine unauffällige Form von vernichtendem Ignorieren auftreten? Nicht zuzuhören wäre dann eine möglicherweise unbewusste Methode, den anderen und seine Worte auszulöschen. Poland konstatiert Respektlosigkeit, Polemik und Spott statt offener Diskussionen; diese lautstarken Versionen von Aggression und Destruktion sind tatsächlich unüberhörbar. Meines Erachtens sind aber die leiseren Formen des stillen Übergehens häufig nicht weniger vernichtend. Sie können gelegentlich sogar als Zurückhaltung imponieren und doch gleichzeitig unterschwellig zerstörerisch wirken und auch so wirken wollen. In solchen Fällen könnte man von Fehl-Leistungen sprechen, wenn sich hinter scheinbar höflicher Toleranz uneingestanden Gleichgültigkeit oder feindseliges Desinteresse verbergen. Die beruflich bedingte Übung im Schweigen mag einer solchen stillen Art der Abwendung oder Feindseligkeit den Weg ebnen.

Die zweite Frage betrifft Polands Empfehlung, die Entwicklung privater Diskussionsgruppen abseits der Machtstruktur zu fördern. Werden da nicht Aufgaben der Institution abgeschoben, weil sie wegen interner Probleme nicht erfüllt werden konnten? Auch in solchen Fällen könnte die »Leistung« im Erledigen durch Delegieren eigener Aufgaben an andere bestehen und eine Fehl-Leistung sein, wenn sie bloß anstrebt, sich eines störenden Problems zu entledigen, statt sich um sicher aufwendigere, aber auch konstruktivere Lösungsmöglichkeiten zu bemühen.

Poland hat bereits im Titel seines Vortrags Narzissmus und Neugier einander gegenübergestellt. Damit sind zwei Richtungen vorgegeben: Die eine führt zurück zum primitiven, primären Ichgefühl, wie es Freud in seiner genetischen Ableitung des ozeanischen Gefühls beschreibt, die andere wendet sich neugierig und aufgeschlossen der Außenwelt und damit der Realität zu. Der reifere Narzissmus, den Poland im Gegensatz zum kindlichen hervorhebt, scheint eine Vermittlung zu schaffen zwischen den wichtigsten Bedürfnissen des Ichs und denen der psychoanalytischen Institutionen.

Zu Polands Bemerkung, narzisstische Kränkungen hätten eine lange Halbwertszeit (ebd., S. 12), möchte ich hinzufügen, dass sie meines Erachtens durch einige professionelle psychoanalytische Tugenden wie Sensibilität und die notwendige Fähigkeit, schweigend untätig zu warten, noch verlängert wird. Die Auswirkungen zeigen sich häufig im stillen Rückzug, der meist in psychoanalytischen Institutionen erst dann alarmierend wirkt, wenn niemand mehr bereit ist, organisatorische Funktionen zu übernehmen.

Unsere Erwartungen an psychoanalytische Institutionen werden immer wieder pendeln zwischen Neugier und Narzissmus. Ein Übermaß an Frustrationen durch diejenigen, welche die Organisation vertreten, kann ebenso zum narzisstischen Rückzug treiben wie eine individuelle Regressionstendenz. Die »Erhaltung des Primitiven neben dem daraus entstandenen Umgewandelten« ist unbestreitbar und »Folge einer Entwicklungsspaltung« (S. 426).

4 Beispiele wesentlicher Fehl-Leistungen und Dilemmata

4.1 Die Fehl-Leistung der Unterschätzung symbiotischer Bedürfnisse

Freud fand R. Rollands Postulat eines ozeanischen Gefühls der Verbundenheit »so fremdartig« (S. 423), dass er einen anderen Weg einschlug, nämlich den der genetischen Ableitung. Hans W. Loewald wies darauf hin, dass Freud an dieser wichtigen Stelle keine Bereitschaft zeigte,

> »in die Tiefe uranfänglicher, verschütteter psychologischer Ebenen des primären Narzißmus oder verwandter Stadien hinabzusteigen und sie zu erforschen. Ganz im Gegensatz zu dem stolzen, aufrührerischen Motto der Traumdeutung – *Flectere si nequeo superos, Acheronta movebo* – ruft er hier aus: ›Es freue sich, wer da atmet in rosigem Licht‹ und sich nicht wie der Taucher in die Tiefe und Dunkelheit des Meeres stürzen muß« (Loewald, 1986, S. 22).

Loewald übersetzt Freuds Zitat dieses Verses aus Friedrich Schillers Ballade *Der Taucher* als Ausdruck der primären Angst vor der Rückkehr in den Mutterleib. Wir können wohl diese Furcht als Gegenbewegung gegen den Wunsch verstehen, den R. Rolland mit dem ozeanischen Gefühl beschrieb, das die Sehnsucht nach einer symbiotischen, grenzenlosen Vereinigung ausdrückt. Schillers Ballade handelt schließlich von einer Katastrophe: Ein junger Knappe nimmt die Herausforderung des Königs an, einen Becher aus der Tiefe des Meeres zu holen. Es gelingt ihm und er berichtet von den Schrecken der Tiefe und von unerforschten Abgründen. Diese will der König daraufhin auch ergründen und setzt nun eine noch höhere Belohnung aus: seine Tochter. Doch von dem zweiten Sprung in die Tiefe kehrt der Knappe nie wieder empor. Es geht also um die Gefahr, vom Meer für immer verschlungen zu werden.

Es kann an dieser Stelle zwar nur gestreift werden, dennoch scheint es mir aber sehr interessant, dass sich hier Freuds Abwendung von R. Rollands Hypothese über das ozeanische Gefühl als Kern der Religionen und seine Hinwendung zur genetischen Erklärung in doppelter Weise zeigt: Freud drängt es zu einem anderen Inhalt und er schreibt, dass er die Vorstellung des Dichters verlässt, er tut also, wozu es ihn treibt, gleichzeitig (genauer: gleich darauf) registriert und verbalisiert er es (vgl.

auch Löchel, 1996, zum mimetischen Stil, bei dem Schreiben und Tun zusammenfallen).

Man ahnt nun wohl die Bedeutung des Fremdheitsgefühls, das Freud im Hinblick auf das ozeanische Gefühl befiel. Doch er gelangte auf seinem Weg der genetischen Ableitung an denselben Punkt und zu dem gleichen Ergebnis:

> »Wenn wir annehmen dürfen, daß dieses primitive Ichgefühl sich im Seelenleben vieler Menschen – in größerem oder geringerem Ausmaße – erhalten hat, so würde es sich dem enger und schärfer umgrenzten Ichgefühl der Reifezeit wie eine Art Gegenstück an die Seite stellen, und die zu ihm passenden Vorstellungsinhalte wären gerade die der Unbegrenztheit und der Verbundenheit mit dem All« (S. 425).

Freud fügt hier aber nun eine wesentliche Ergänzung ein, die wiederholt, was bereits sein Zitat über Hannibal beinhaltete, der unmittelbar vor seinem Selbstmord sagte: »Aus dieser Welt können wir nicht fallen« (S. 422). Ich habe diese Äußerung als ein Gefühl des Gehalten-Seins aufgefasst, das einen Gegenpol zur Grenzenlosigkeit der Ewigkeit oder zur unendlichen Tiefe des Meeres darstellt. Und so ergänzt Freud nun die Sehnsucht nach Verbundenheit mit der Mutter um die Sehnsucht nach dem starken, schützenden Vater. »Ein ähnlich starkes Bedürfnis aus der Kindheit wie das nach dem Vaterschutz wüßte ich nicht anzugeben« (S. 430). Auch diese Sehnsucht bleibt beim reifen Individuum erhalten, das von der Übermacht des Schicksals geängstigt wird. Das Schwanken zwischen dem Wunsch nach innigster und dauerhafter Verbundenheit mit der Mutter einerseits und der Suche nach einem schützenden und begrenzenden väterlichen Halt andererseits ist ein Perpetuum mobile und wird in kritischen Momenten immer aufs Neue als Dilemma zwischen symbiotischen Wünschen und der Suche nach einem begrenzenden Halt erlebt und durchkämpft werden müssen.

Wie aber wirken sich symbiotische Bedürfnisse institutionell aus? Darauf gibt José Bleger eine wichtige Antwort: Er definiert »Symbiose als eine enge wechselseitige Abhängigkeit zwischen zwei oder mehreren Personen, die einander ergänzen, um die Bedürfnisse der unreifsten Persönlichkeitsanteile unter Kontrolle zu halten, sie zu hemmen und bis zu einem gewissen Grad zu befriedigen« (Bleger, 2013 [1967], S. 230). Eine Beziehung, die über Jahre fortbesteht und eine Reihe von Normen und Einstellungen beibehält, entspricht genau der Definition einer Institution. Innerhalb dieses Rahmens spielen sich jene Phänomene ab, die wir »Benehmen« oder »Verhalten« *(behaviour)*[8] nennen. So wie das Setting existieren auch Institutionen immer in einer Phantom-Welt, das heißt in einer Welt der primitivsten und undifferenziertesten Organisation. Dadurch werden sie zum Aufbewahrungsort *(depository)*[9] für primitive symbiotische Beziehungen.

Jede Institution, der ein Individuum angehört, ist Teil seiner Persönlichkeit, und Identität steht immer – ganz oder teilweise – mit der Gruppe bzw. der Institution in Zusammenhang und wird durch die Zugehörigkeit zu ihr konfiguriert. Institutionen funktionieren durch den Austausch zwischen den Individuen und den Institutionen, und sie fungieren gleichzeitig als Begrenzungen des Körperschemas und als fundamentaler Kern der Identität. Das Ich wird nicht nur durch stabile Beziehungen mit Objekten und Institutionen organisiert, sondern auch durch die dazugehörigen Frustrationen und Befriedigungen. Noch bevor man wahrnimmt, dass man ein (befriedigendes) Objekt vermisst, registriert man lediglich eine Art Unvollkommenheit. – *Wir sind wieder an das vage Unbehagen erinnert, das auf einen Mangel oder eine Störung hinweisen kann.* – »Das Problem der Symbiose ist, dass sie sich im Stillen vollzieht und sich nur dann manifestiert, wenn sie zerfällt oder im Begriff ist, sich aufzulösen« (ebd., S. 230f.).

Wenn man die volle Bedeutung dieser Sätze bedenkt, wird auch klar, dass die eigene psychoanalytische Institution, der man als Analytiker angehört, subjektiv so viel wichtiger ist, als ihr objektiv zustünde oder einem Außenstehenden gerechtfertigt erschiene. Sie ist so unerhört bedeutsam, weil wir ihr unwillkürlich so viel Bedeutung geben müssen aufgrund alter symbiotischer Bedürfnisse. Das gilt zweifellos für jede

---

8 Vgl. Coltart (1993), Phillips (2002), Phillips & Taylor (2010).

9 Kohon (2005) weist auf eine bedeutsame Unterscheidung zwischen »depository«und »depositary«hin: *Depository* bezieht sich auf einen Platz oder einen Gegenstand, an dem etwas aufbewahrt wird; *depositary* hingegen ist eine Person, der etwas anvertraut wird und die im Wortlaut dem spanischen Ursprung folgt. So entspricht *depositary* auch dem analytischen Rahmen als persönliche Vereinbarung zwischen Analytiker und Patient (ebd., S. 93, 96). Auch die Organisationen bestehen aus Menschen; dass trotzdem in der Literatur im Zusammenhang mit Institutionen häufiger *depository* zu finden ist, mag ein sprachliches Indiz dafür sein, dass man gerade bei Organisationen oft das Gefühl hat, dass unpersönliche Nummerierung und scheinbare »Sachlichkeit« vorherrschen, was Teil mancher Misere sein könnte.

Institution, fällt aber bei psychoanalytischen Institutionen noch mehr ins Gewicht, da diese professionelle Ausbildung gar nicht ohne ein verstärktes Eintauchen in Regression möglich ist.

Aus all diesen Erkenntnissen über die immense Bedeutung von Institutionen lässt sich eine Menge für die individuellen Lebensgeschichten ableiten. So muss es zum Beispiel ein äußerst schwieriger, schmerzhafter und langer Prozess gewesen sein, wenn jemand aus seiner Vereinigung schließlich austritt, weil man dort von seinen jahrelangen Arbeiten kaum Notiz genommen hat (Mijolla, 2012, S. II) oder wenn jemand nach einer strikten Ablehnung seiner vorgetragenen Forschungsergebnisse schwer erkrankt. Green (2005) berichtete zum Beispiel in einem solchen Zusammenhang von Winnicotts schwerem Herzinfarkt, nachdem seine Arbeit über die Verwendung des Objekts von der New Yorker Psychoanalytischen Gesellschaft sehr schlecht aufgenommen worden war (vgl. auch Rodman, 2003, S. 330).

Besonders bedenklich erscheint es, wenn ein solcher Rückzug nach einer Kränkung, die für den Einzelnen höchst traumatisch und dramatisch sein kann, in der Institution kaum jemandem auffällt.

Gespürt wird wohl von den meisten, die sich im engeren Dunstkreis einer Institution bewegen, wie wichtig sie ihnen persönlich ist, auch wenn sich dies oft nur in der Form von spürbar übermäßiger Verärgerung oder durch anhaltende Enttäuschung zeigt. Die positiven Erfahrungen haften gewöhnlich weniger gut im Gedächtnis als die negativen, die ein Zerbröseln der Symbiose androhen. Die Diskrepanz zwischen einer vielleicht bewusst beschlossenen, aber an beharrlich wiederkehrenden Gedanken scheiternden Distanzierung von Geschehnissen in der Vereinigung kann erhebliches Unbehagen auslösen. Es mag mit der Ahnung zusammenhängen, dass die Abhängigkeit doch größer ist als einem lieb ist. Der Konflikt zwischen dem Wunsch nach einigender Zugehörigkeit einerseits und nach befreiender Unabhängigkeit andererseits tritt hervor.

Institutionen haben – wie Bleger (2013 [1967]) ausführt – die Aufgabe, kindliche Persönlichkeitsanteile sowohl zu kontrollieren als auch regulierend teilweise zu befriedigen. Auf diese Weise wird die Gruppe geschützt, und doch werden auch gleichzeitig die Bedürfnisse des Individuums berücksichtigt. Wenn diese Balance gelingt, wäre das ein Fortschritt gegenüber Freuds Feststellung, »die Absicht, daß der Mensch ›glücklich‹ sei, ist im Plan der ›Schöpfung‹ nicht enthalten« (S. 434). Glück sei ohnehin nur »ein episodisches Phänomen«, von Dauer könne bestenfalls »ein laues Behagen« sein, wenn das Lustprinzip eine ersehnte Situation erreicht hat und Lustgewinn (als positives Ziel) oder Leidvermeidung (als negatives Ziel) gelungen ist. »Das Glück ist ein Problem der individuellen Libidoökonomie« (S. 442). So weist Freud dem Einzelnen die Aufgabe zu, selbst einen Weg zu finden, um selig zu werden. Er gelangt aber auch zu der Vorstellung von »Doppelindividuen«; sie seien Menschen, die sowohl ihr persönliches Glück als auch die Zugehörigkeit zur Gruppe libidinös besetzt haben und »in sich libidinös gesättigt, durch das Band der Arbeits- und Interessengemeinschaft miteinander verknüpft sind. In diesem Falle brauchte die Kultur der Sexualität keine Energie zu entziehen« (S. 467). Doch schon im nächsten Satz meint er, dass es dies nicht gäbe und nie gegeben habe. Das Gebot der Nächstenliebe scheitere daran, dass der Nächste meist weder liebenswert erscheine noch einem selbst mit Liebe entgegenkäme. Wieder taucht bei Freud die Vision eines Dichters auf: Heinrich Heine malte ein friedliches Bild von einer bescheidenen Hütte inmitten idyllischer Natur, vom Genuss bekömmlicher Nahrung, und

> »wenn der liebe Gott mich ganz glücklich machen will, läßt er mich die Freude erleben, daß an diesen Bäumen etwa sechs bis sieben meiner Feinde aufgehängt werden. Mit gerührtem Herzen werde ich ihnen vor ihrem Tode alle Unbill verzeihen, die sie mir im Leben zugefügt – ja, man muß seinen Feinden verzeihen, aber nicht früher, als bis sie gehenkt werden [Heine, *Gedanken und Einfälle;* Anm. d. A.]« (S. 469f.).

Die lange Halbwertszeit von narzisstischen Kränkungen (Poland, 2009, S. 12) liefert also willkommene Anlässe für das Ausleben vernichtender Aktionen, und sei es auch (zunächst) nur in der Phantasie. Solche genüsslichen Rachephantasien machen es unmöglich, die destruktiven menschlichen Neigungen zu übersehen.

4.2 Die Fehl-Leistung der Verleugnung destruktiver Neigungen

Der Verdacht, dass häufig (unbewusste) destruktive Intentionen am Werk sind, ist bereits anlässlich Polands Erwähnung von Respektlosigkeit, Polemik und Spott im kollegialen Kontakt aufgetaucht. Das Nicht-Zuhören selbst und das Nicht-miteinander-Sprechen können ja an sich schon eine Abwendung und ein »vernichtendes« Desinteresse sein. Es geht dabei um verschiedene Grade und Formen des Fehlens oder des Abzugs von libidinöser Besetzung bzw. ihre Umwandlung in Hass. Es ist wieder die unauffällige Form der »Vernichtung«, die langsam und leise ablaufen kann, stumm wie das Wirken des Todestriebs.

Freud betont, dass der Mensch kein sanftes, liebenswürdiges Wesen sei, das sich höchstens bei Angriffen wehrt, »sondern daß er zu seinen Triebbegabungen einen mächtigen Anteil von Aggressionsneigung rechnen darf« (S. 470). Diese befriedige er am Nächsten auf verschiedenste Weise, unter anderem durch Versuche, »seine Arbeitskraft ohne Entschädigung auszunützen« (S. 470).

Freuds Hinweis auf das Ausleben feindseliger Gefühle in Form von Ausbeutung ist ein Stichwort für eine ganze Reihe von Problemen, die sich in psychoanalytischen Institutionen zeigen und die man unter dem Titel *Zu viel der Ehre oder Der Missbrauch des Begriffs »Ehre«* zusammenfassen könnte.

So zeigte sich zum Beispiel eine irritierende finanzielle Problematik im Zusammenhang mit dem von Green geleiteten Forschungsprojekt, das von der IPV (Internationale Psychoanalytische Vereinigung) gesponsert wurde. Die internationale Diskussionsgruppe tauschte sich über ihr klinisches, technisches und theoretisches Verständnis von Borderline-Störungen aus. Doch wegen ausbleibender Finanzierung musste schließlich das Projekt eingestellt werden. Auch die Suche seitens der Forschungsgruppe nach einem privaten Sponsor muss die Analytiker in eine unangenehme, demütigende Rolle gebracht haben, da immer wieder an die Versprechungen erinnert werden musste. Dass die gesamte Arbeitszeit unentgeltlich war, scheint Voraussetzung gewesen zu sein. Letztlich aber wurden auch die Aufwandsentschädigungen nicht gedeckt; es blieb ein Defizit von 4.000 Euro. Alle diese Einzelheiten schildert Green sachlich und verbunden mit einer Anerkennung der teilweisen Förderung in seiner Einführung zu dem Buch *Resonance of Suffering* (2007) unter dem Titel »A unique experience«, was vermutlich mehrdeutig zu verstehen ist. Ein Projekt zu fördern ist zweifellos eine wichtige Leistung. Die Förderung versanden zu lassen wirkt rücksichtslos. Die Wertschätzung eines großen Engagements von Analytikern, die sich bereits vielfach verdient gemacht haben, müsste sich auch in einer realistischen Anerkennung äußern. Stellen wir uns Forschungsprojekte auf anderen Wissensgebieten als hobbymäßig betriebenes Unterfangen ohne finanzielle Remuneration und sogar ohne Aufwandsentschädigung vor? Ist es nicht genug an »Idealismus«, wenn diese Analytiker keine

Honorierung ihrer Arbeitszeit beanspruchen, weil sie zugeben müssen, dass ihnen ihre Arbeit Freude macht und ihnen erneut durch Einsichten auch persönlichen Gewinn bringt? So als wäre generell nur unlustvolle und persönlich bedeutungslose Arbeit zu bezahlen? Selbst wenn es nicht nur in psychoanalytischen Institutionen, sondern auch andernorts mehr Ausbeutung gäbe als allgemein bekannt ist, so bliebe doch die Frage, wieso die Analytiker, die so häufig für das Realitätsprinzip plädieren, hier keine weniger weltfremden Lösungen suchen und finden. Analytiker haben doch wesentliche Vorteile aufgrund »der zentralen Bedeutung der Wahrheit in der analytischen Arbeit« (Canestri, 2001, S. 196). Sind die unzähligen Ehrenämter, die mit solcher Selbstverständlichkeit angeboten werden, nicht eher ein Missbrauch des Ehrbegriffs? Wie schon die Etymologie des Wortes Honorar beweist, steht Bezahlung von Arbeitszeit nicht im Widerspruch zur Ehre, im Gegenteil, sie beweist die Ernsthaftigkeit einer Anerkennung. Ihr Fehlen weckt eher den Verdacht, dass hinter der Sparsamkeit Ambivalenz am Werk ist und die Bedürfnisse der Kollegen ignoriert werden.

Von einer ähnlich peinlichen Situation berichtete ein ehemaliger Präsident einer Vereinigung auf einem anderen Kontinent. Er war offiziell mit der Organisation einer Tagung betraut worden und zahlte letztlich das vereinbarte Honorar des Referenten selbst aufgrund der ausbleibenden Finanzierung.

Auf dem 48. IPA-Kongress in Prag (2013) hielt Gabriele Junkers einen Vortrag über den Schmerz, der im Leben von Analytikern mit dem Alterungsprozess verbunden ist; sie schickte voraus, dass wir anscheinend gegenwärtig den Schmerz und die Folgen des Alterns am ehesten im Hinblick auf finanzielle Probleme betrachten können. Sie betreffen auch die Schwierigkeit, Kongresse zu organisieren und daran teilzunehmen. Der Verzicht auf Teilnahme aber könne in der unbewussten Absicht geleistet werden, die Hilfe und das Korrektiv eines Dritten bequem zu vermeiden, um nicht mit der eigenen abnehmenden Leistungsfähigkeit konfrontiert zu werden.

Junkers hält eine institutionelle Regelung, wann Analytiker ihre Arbeit beenden sollen, für unerlässlich, weil die Verleugnung schwindender Arbeitsfähigkeit verheerende Folgen haben kann. Gegenstimmen treten gegen eine solche altersmäßige Festlegung einer Pensionierung auf, weil eine generelle Regelung die individuellen Gegebenheiten ignoriere und den Patienten von außen Beendigungstermine ihrer Behandlung vorgäbe. Es drängte sich aber auch die Frage auf, welche Folge es für die gesamte Organisation hätte, wenn sich viele alte Mitglieder der Profession zurückziehen (müssten) und keine oder stark ermäßigte Mitgliedsbeiträge zu zahlen hätten. Mit großer Vorsicht und Behutsamkeit plädiert Junkers für ein Überdenken, Überprüfen und Umverteilen der meist ehrenamtlichen Arbeiten in unseren Gruppen.

Junkers zeigt die ernste Gefahr einer allgemeinen Verdrängung innerhalb psychoanalytischer Institutionen auf. Gewohnt an die Zeitlosigkeit des Unbewussten sind Psychoanalytiker besonders gefährdet, auch außerhalb ihrer Arbeit hinter der Couch den realen Faktor (Lebens-)Zeit zu vergessen und die Notwendigkeit zu verdrängen, Vorkehrungen für Eventualitäten zu treffen, wenn sie nicht (mehr) arbeiten können. Bedenklich wäre es auch, wenn Analytiker oft keine finanzielle Vorsorge für ihr Alter getroffen hätten und deshalb unbegrenzt weiterarbeiten würden.

Aber es ist auch zu bedenken, dass vom Beginn einer Analytikerkarriere an von den Analytikern immer wieder erwartet wird, dass sie auf minderbemittelte Patienten ebenso Rücksicht nehmen wie später auf Lehranalysanden. Diese Erziehung zur Selbsteinschränkung führt oft weit von der Realität ab. Darauf weist auch Jonathan Sklar in seinem Buch *Landscapes of the Dark* (2011) ebenso hin wie auf die ungelösten Übertragungsbeziehungen zu den eigenen Lehranalytikern, deren Honorarforderung junge Analytiker oft ungeachtet der Inflationsraten und der ökonomischen Entwicklungen nicht zu überbieten wagen. Er bezeichnet es als Meilenstein in der Entwicklung von jungen Kollegen, wenn diese Hemmschwelle einmal überschritten wird (ebd., S. 151).

Ist es nicht eine unrealistische Zumutung, wenn Mitglieder keine angemessenen Honorare verlangen, aber möglichst viel ehrenamtlich arbeiten und teure Kongresse finanzieren sollen, um die Qualität ihrer Arbeit zu sichern? Es wird dabei nicht einkalkuliert, sondern tabuisiert, dass es – wie sicher auch auf anderen Gebieten – erhebliche Unterschiede in unserem Beruf gibt, was die Lebensumstände betrifft. Zur Psychoanalyse treibt es uns aus allen möglichen gesellschaftlichen Schichten, und es macht einen gewaltigen Unterschied, ob man es sich leisten kann, unbezahlt zu arbeiten oder nicht. Diejenigen, welche es nicht können, dürften in der Mehrheit sein und müssen sich dann entscheiden, ob sie sich bei fehlenden oder minimalen Honoraren ständig überfordern, sich extrem einschränken, von Unbefugten »Neid« vorwerfen lassen oder selbst überhöhte Honorare verlangen wollen. Drängt sich nicht das Wort Chuzpe auf, wenn es sich eingebürgert hat, jahrelang die »Arbeitskraft ohne Entschädigung auszunützen« (S. 470) und dann denselben Vereinigungsmitgliedern mangelnde Vorsorge vorzuwerfen? Hätte da nicht die Organisation selbst die Aufgabe, an nur von ihrer Arbeit lebenden Vollzeitanalytikern Maß zu nehmen bei ihren Erwartungen und finanziellen Forderungen? Es stünde dann den gut situierten Kollegen noch immer frei, den Institutionen Spenden zukommen zu lassen. Wenn aber generell davon ausgegangen wird, dass Mitglieder viel gratis oder billig arbeiten und auch auf eine dem Zeitaufwand entsprechende Bezahlung der Lehrtätigkeit und der Vorträge weitgehend verzichten sollten, dann wird die Realität vieler ausgeblendet. Dazu neigen natürlich vor allem Funktionsträger, die selbst über finanzielle Mittel verfügen, die ihnen aus anderen Quellen als der eigenen analytischen Arbeit zufließen. Sie können sich die Übernahme von Ehrenämtern ebenso leicht leisten wie die Teilnahme an kostspieligen Kongress-Reisen und Veranstaltungen, sie können auch teure Übersetzungen und Drucklegungen ihrer Arbeiten finanzieren und ähnliches. Robert M. Young, der über die Kultur der Britischen Psychoanalyse schrieb, erwähnt die finanzielle Situation neben verwandtschaftlichen Beziehungen, automatischer Vorrückung und Rücksichtslosigkeit als erste der unsachlichen Ursachen dafür, dass jemand in eine Führungsposition kommt.

Manchmal scheinen sich in Institutionen auch leise Schuldgefühle darüber zu regen, dass sie vom Ausbildungsverein zum Ausbeutungsverein mutiert sind. Wenn zum Beispiel Teilnahmegebühr-Ermäßigungen für Kollegen beschlossen werden, die nach monatelanger Arbeit einen Vortrag auf einem Kongress halten, wird leicht »vergessen«, die Betroffenen über diese Vergünstigung zu informieren, sodass diese, gewohnt an das missbräuchliche Fehlen echter Anerkennung und daher fraglos, trotzdem die ganze Tagungsgebühr zahlen. Seitens der Organisation war dies natürlich nur ein bedauerliches Versehen, eine Fehlleistung, begünstigt durch Überlastung. Oder steckte vielleicht auch eine Leistung im Fehler, da man »unabsichtlich« erreichte, was gewünscht wurde, nämlich dass alle möglichst viel zahlen, ungeachtet dessen, was sie vielleicht ohnehin schon beitragen zum Gelingen einer Veranstaltung und ungeachtet ihrer Möglichkeiten? Sicher ist, dass sich an der Überlastung der Institutionen generell nicht allzu viel ändert und – man könnte argwöhnen – auch nicht ändern soll. Denn Überlastung verringert die Aufmerksamkeit, verdeckt Fehl-Leistungen und kann selbst von Fehlleistungen ablenken (Freud, 1916–1917a). Es gibt fast schon eine »Kultur der Überlastung«, die sich darin äußert, dass manche seit Jahrzehnten »im Moment überlastet« sind.

Geldangelegenheiten spielen sich »seit unvordenklichen Zeiten in dem Halbdunkel [ab], in dem das Geld und seine Benutzer sich am wohlsten zu fühlen scheinen« (Vidermann, 1996, S. 46).

Unbehandelt wuchern die Schwierigkeiten unter der Oberfläche weiter und bilden einen fruchtbaren Boden für heimliche Rivalitäten. Oft geht es primär um die Frage: Wem wird der »Schwarze Peter« einer unziemlichen Honorarforderung zugeschoben, der Institution oder den Mitgliedern? Wer soll wem Geld entwinden oder vorenthalten?

Vielleicht hätte man erwartet, dass Analytiker Freuds Rat bezüglich des Umgangs mit Geld generell beherzigen. Freud wies darauf hin, dass Kulturmenschen Geldangelegenheiten in ganz ähnlicher Weise behandeln wie sexuelle Dinge – mit derselben Zwiespältigkeit, Prüderie und Heuchelei; der Analytiker solle da nicht mitspielen. Er solle stattdessen dieselbe selbstverständliche Aufrichtigkeit wie in sexuellen Dingen walten lassen, auch im Hinblick auf die Einschätzung, wie viel seine Zeit und seine Arbeit wert sei: »Es ist doch würdiger und ethisch unbedenklicher, sich zu seinen wirklichen Ansprüchen und Bedürfnissen zu bekennen, als […] den uneigennützigen Menschenfreund zu agieren, dessen Situation einem doch versagt ist« (Freud, 1913c, S. 464f.).

Das mag in den Behandlungszimmern geschehen; in den Sitzungsräumen der psychoanalytischen Institutionen scheint dies selten vorzukommen.

Besonders freundliche Kollegen erwähnen diese Missstände nahezu entschuldigend als Folgen von »Gedankenlosigkeit«. Aber kaum an die existenziellen Bedürfnisse der Mitglieder zu denken ist doch letztlich nichts anderes als eine schädigende, destruktive Haltung. Statt eine teilweise Befriedigung durch eine »fördernde Umwelt« zu erleben sind Analytiker oft mit einer schädigenden Umwelt konfrontiert. Den anderen nicht zu sehen ist von ähnlicher Tragweite wie ihn nicht zu hören. Auch Winnicott stellt der »fördernden Umwelt« die schädigende gegenüber (Abram, 2007, S. 164).

4.3 Die Fehl-Leistung einer nur scheinbaren Aufnahme- und Kontaktbereitschaft

Wie Poland konstatierten auch andere den Mangel am Zuhören. Green griff bereits 2005 Winnicotts Ausdruck »trap of compliance« auf und stellte fest, dass wir häufig ein Verstehen vortäuschen oder sogar zu verstehen glauben, um das Gesicht nicht zu verlieren. Tatsächlich aber finde keine wirkliche Diskussion statt, und selbst wenn überhaupt keine Zustimmung vorläge, gingen wir in die Falle des Einverständnisses *(compliance)*, um eine scheinbare Einigkeit der psychoanalytischen Körperschaft aufrechtzuerhalten. Das sei jedoch nur eine Vortäuschung von Toleranz; hinter dem Schweigen stünde oft Ablehnung, Widerspruch und Verachtung, wenn nicht überhaupt völliges Missverstehen (Green, 2005, S. 12).

Dem würde ich noch hinzufügen, dass eine klare eigene Meinung oft fehlt, besonders wenn sich ihr mühsames Erarbeiten aufgrund subjektiver destruktiver Emotionen wie Ablehnung und Verachtung (des Themas oder des Referenten) zu erübrigen scheint. Verachtung und Nicht-Beachtung (Ignorieren) sind Grundhaltungen, die sehr subtil – auch in Supervisionen und selbst in Analysen – weitergereicht werden können. Es sind grobe Simplifizierungen, die mit dem Lustgewinn der Aufwandsersparnis den des Auslebens zerstörerischer Intentionen verbinden.

Green berichtet 2007 über ein konkretes Beispiel flüchtiger Aufnahme aus dem bereits erwähnten Forschungsprojekt der IPV über die Gegenübertragung bei nicht-neurotischen Strukturen. Er leitete diese Forschungsgruppe, an der prominente Analytiker wie Otto F. Kernberg, Gregorio Kohon, Elizabeth Spillius, Jean-Claude Rolland und andere teilnahmen. »Es zeigte sich, wie ungenau und sogar falsch unsere Vorstellungen von den Gesichtspunkten anderer oft sind« (Green, 2007, S. 4). So wurde zum Beispiel die Ichpsychologie kritisiert, ohne die Modifikationen der Theorie in Publikationen von Ich-Psychologen nach Hartmanns Tod zu berücksichtigen. In der Atmosphäre offener Freundschaft konnten solche Fehler erkannt und korrigiert werden, und es entstand bei allen Mitgliedern der Eindruck, von dem wechselseitigen Austausch zu profitieren.

Jean-Luc Donnet schreibt in seinem Buch *The Analyzing Situation* (2009) einleitend, dass der 42. IPA-Kongress in Nizza (2001) wieder einmal gezeigt habe, dass keine echte Debatte unter den Kollegen entstand und nur unter günstigen Bedingungen entstehen hätte können. Er vergleicht diese Bedingungen mit dem Rahmen und dem Setting, welches das Übertragungsgeschehen und seine Deutung ermöglicht.

Nancy Choderow wurde auf dem 48. IPA-Kongress in Prag (2013) mit dem Ausspruch zitiert, dass wir eigentlich nur zuhören, wenn wir etwas Bestimmtes heraushören wollen, nicht um uns zu öffnen für das, was uns jemand anderer sagen will: »We listen for …, not to …«. Damit gibt sie uns einen wichtigen Hinweis darauf, dass unser eigenes Verlangen auf eine Bestätigung unserer Vorstellungen wartet und nicht eine Aufnahmebereitschaft für Neues, Fremdes vorherrscht.

In all diesen zahlreichen Fällen fehlenden Zuhörens werden die kostspieligen Zusammenkünfte zu »Fehl-Leistungen«. Das offizielle Ziel, voneinander zu hören und zu lernen, wird dann nur sehr beschränkt oder kaum erreicht und durch das Verlangen »Dabeisein ist alles!« verdrängt. Wieder ist die Sehnsucht nach einer allumfassenden, »innigeren Verbundenheit des Ichs mit der Umwelt« (S. 425) und das Verlangen nach Befriedigung libidinöser und aggressiver Regungen wirksam.

Die Fehl-Leistung einer nur scheinbaren Aufnahmebereitschaft ist selbstverständlich nicht auf den mündlichen Austausch beschränkt. Sie betrifft in gleicher Weise das Lesen[10].

Ich denke, diese Fehl-Leistung hat eine unterirdische (unbewusste) Quelle, in der feindselige Gefühle sprudeln wie Neid, Eifersucht und eine rivalisierende Verachtung, die Minderwertigkeitsgefühle zu kompensieren versucht. Und sie mündet in Kränkungen, die nicht nur mit dem Narzissmus des Einzelnen zu erklären sind, der gehört und gesehen werden wollte, sondern auch mit dem Narzissmus derer, die weder hören noch sehen wollen. Das Dilemma zwischen sich öffnender (wissenschaftlicher) Neugier einerseits und sich verschließendem, abweisendem Rückzug andererseits scheint die Hauptursache dieser Fehl-Leistung zu sein, die mehr Aufnahme-Bereitschaft zeigt als wirklich vorhanden ist.

Besonders wichtig scheint mir die Frage des Zuhörens und Lesens in der Ausbildung zu sein, die Douglas Kirsner (2000) als Herzblut der psychoanalytischen Bewegung bezeichnet und die mit Wissen, Macht und Prestige verbunden ist. Wie viel Aufmerksamkeit und Aufnahmebereitschaft wird wirklich den Arbeiten unserer Studierenden gewidmet?

---

10 Es ist ein außerordentlicher Glücksfall, wenn wir einen Kollegen finden, der unsere Arbeiten mit Aufmerksamkeit, Interesse und Genauigkeit liest. Das kommt selten vor, weil der Narzissmus der kleinen Differenzen und neidvollen Reaktionen auf die Chance, mit einer bemerkenswerten Leistung gesehen und bewundert zu werden, dagegenwirkt. John Steiner wies auf dem 48. IPA-Kongress in Prag (2013) darauf hin, dass es viel schwerer sei, einen Vortrag vor Freunden als vor Feinden zu halten; dies habe mit Scham und Neid zu tun und werde meist durch Äußerungen von Bescheidenheit abgewehrt.

Wird ausreichend versucht, Unklarheiten oder unterschiedliche Auffassungen herauszuarbeiten und zu verstehen und auch auf die von Freud und Bion betonte Wichtigkeit einer disziplinierten Arbeitshaltung zu achten? Oder lässt man oft bequemes »Vertrauen« walten? Hat Kirsner in seinem Buch *Unfree Associations* (2000) damit recht, dass allzu häufig die Studierenden nach der Person ihres Lehranalytikers und ihrem analytischen »Stammbaum« beurteilt werden, der womöglich bis auf Freud zurückgehen sollte? So wie man ja auch bei einer Herzoperation primär nach ihrem Erfolg und nicht nach dem Chirurgen frage, so sollte man auch das Resultat einer Lehranalyse und die persönliche Leistung mehr beachten als den Lehranalytiker (ebd., S. 3ff., 242).

Die Frage der echten Aufnahme- und Kontaktbereitschaft seitens der Mitglieder einer psychoanalytischen Institution ist von den Anfängen der Ausbildung bis zum Ende einer Mitgliedschaft von grundlegender Bedeutung.

In seinem Vorwort zum zweiten Band von *La France et Freud* (2012) schreibt Alain de Mijolla über das geringe Interesse, das seine Vereinigung seiner unparteiischen und möglichst wahrheitsgetreuen Arbeit über ihre Geschichte entgegengebracht hat und das ihn schließlich, nach 35 Jahren, zum Austritt veranlasste. Mijollas Publikation *Freud et la France (1885–1945)* (2012) war mit einer Gleichgültigkeit begleitet worden, die ihn »etwas verletzt« hatte (»m'a un peu blessé«). Vielleicht berühren diese knappen Worte, weil man ihren Tiefgang spürt.

4.4 Die Fehl-Leistung der Expansion ohne Rücksicht auf Verluste

Bei dem Bestreben nach Expansion spielt das Dilemma zwischen einer Wendung nach außen oder nach innen eine große Rolle. Oft wird außen eine Sicherheit gesucht, die innerlich fehlt und vermisst wird. H. Shmuel Erlich sprach dieses Dilemma bereits 2009 an. Nach der narzisstischen Kränkung, dass der Einzelne nicht Herr im eigenen Haus ist, hat eine Neuorganisation stattgefunden: Man nahm mit »aufgeblasenem Selbst- und Omnipotenzgefühl« die Psychoanalyse als Beleg, dass das Unbewusste nun »endlich erobert« wäre. »Die Entdeckung des Unbewussten führte auf diese Weise dazu, dass es verleugnet wurde«. Indem das Unbewusste zum Allerweltsbegriff wurde, verlor der Einzelne eher den Kontakt zu ihm. »Es ist ihm vielmehr noch fremder geworden, wodurch sich sein Unbehagen noch gesteigert hat« (Erlich, 2009, S. 119f.).

Somit ist es der Psychoanalyse zwar gelungen, »durch 1000 Kanäle und Poren« (Zwettler-Otte, 2009) zu dringen und ein fester Bestandteil der Kultur zu werden, aber sie zahlt einen enormen Preis dafür. Gerade wegen ihrer subversiven Seite, welche die Psychoanalyse durch ihre Verbindung zum Unbewussten hat, gedeiht sie am besten, solange sie »in Hinblick auf Ansehen und Rezeption eine marginale Position am äußeren Rand der Gesellschaft« (ebd., S. 122) einnimmt. Erlich schließt seine Ausführungen über »Das Unbehagen in der Kultur von heute« (2009) mit der Hoffnung, dass wir stark genug sein mögen für die Herausforderung, vor die uns das Unbehagen des Einzelnen in der heutigen Wohlstandskultur stellt. Wir müssten nämlich die Psychoanalyse in ihre Randposition zurückführen und manches von ihrem Ansehen und ihrer gesellschaftlichen Attraktivität aufgeben, damit sie wieder »sowohl dem Einzelnen als auch der Gesellschaft hilfreich sein und Verständnis anbieten kann« (ebd., S. 124).

Eine solche weise Selbstbeschränkung steht im Widerspruch zu jenen Tendenzen in der Kultur, die sich primär »oberflächlichen, pragmatischen und kurzfristigen Lösungen« mit minimalen Kosten zugewendet haben (Sklar, 2011, S. 155, 149).

Stattdessen bemüht sich die Organisation der Psychoanalyse häufig, sich den »Hauptbestrebungen der Kultur« anzuschließen und »die Menschen zu großen Einheiten zusammenzuballen« (S. 462).

Dazu gehören auch übertriebene Anstrengungen, die wissenschaftlichen und therapeutischen Aspekte unter Beweis zu stellen, was für die Psychoanalyse, die sich im Gegensatz zur akademischen Welt nicht mit Wissen, sondern mit Nicht-Wissen befasst, schwierig ist. Gregorio Kohon wies darauf hin, dass wir zuschauen müssen, wie sich

> »die besten Geister meiner Generation (Ginsberg), die Ideologen der Forschung und die manualisierten Brigaden, die von manchen für die wahren Retter der Psychoanalyse gehalten werden, durch die Straßen bürokratischer Wissenschaftlichkeit und universitärer Zirkusse schleppen« (Kohon, 2010, S. 6).

Der Wunsch nach Akzeptanz und Ansehen wird immer wieder zurückgewiesen werden, und es wird immer wieder berechtigte und unberechtigte Kritik von den verschiedensten Seiten, von den Medien, von der akademischen Welt und den beruflichen Gemeinschaften geben. Die Psychoanalyse ist ein Versuch, objektives Wissen über Subjektivität zu erlangen, und sie weiß zumindest, dass alle Theorien libidinös und vom Begehren ihres Autors geschaffen sind: »All psychoanalytic theories are libidinal, created by the desire of the author«, schreibt Kohon in seinem Buch *No Lost Certainties to be Recovered* (1999a, S. 156) und geht ausführlich auf die Bedingungen und Schicksale unseres Wissens ein.

So bewegen sich auch die Bemühungen, universitären Boden zu erobern, zwischen den Polen einer sinnvollen Öffentlichkeitsarbeit und zermürbenden, hoffnungslosen Versuchen hin und her, durch äußere Bestätigung eine Sicherheit zu gewinnen, die es nie gegeben hat und auch nicht geben kann. Zu Fehl-Leistungen können die Expansions- und Sicherheitsbestrebungen führen, wenn sie keinerlei Raum mehr lassen für psychoanalytisches Denken oder wenn sie auf der Illusion unbegrenzter Lebensdauer und Arbeitskraft basieren, als ob für den Einzelnen keine Auswahl und Konzentration auf essenzielle Aufgaben notwendig wäre.

Es besteht kein Zweifel daran, dass vordergründig Institutionen leichter unter vereinfachten und pragmatischen Gesichtspunkten zu führen sind. So kann eine von dynamischen Persönlichkeiten rigoros geführte Institution aus der Distanz beachtliche Dimensionen zeigen. Bei näherer Kenntnis der Situation aber könnte offenkundig werden, dass dort vieles ausgeblendet wird und viele Individuen in dieser Vereinigung nicht gedeihen können, deren ausreichende Zufriedenheit aber auch wichtig wäre für die Leistungen der Gemeinschaft. Auf lange Sicht erweist sich eine solche organisatorische Leistung als Fehlhaltung. Otto F. Kernberg betont:

> »Das Hauptziel einer Organisation besteht nicht darin, die allgemeinen menschlichen Bedürfnisse ihrer Mitglieder zu befriedigen, sondern eine Aufgabe zu erfüllen; eines der Ziele einer verständigen Führung besteht darin, bei der Erfüllung dieser Aufgabe die Befriedigung menschlicher Bedürfnisse zuzulassen« (Kernberg, 1988, S. 286).

Unzufriedene, lästige und unbeliebte Mitglieder hätten sogar eine besondere Funktion, weil sie hellhörig machen könnten für das, was von den meisten verdrängt oder verleugnet wird; sie wären gleichsam »soziale Kanarienvögel«, wie es Anton Obholzer in einem Interview mit Gertraud Diem-Wille über psychoanalytische Organisationsberatung formuliert: So wie Kanarienvögel sensibler als Menschen auf Methangas reagieren und deshalb in Kohleminen mitgenommen wurden, weil ihr Umkippen eine verlässliche Warnung vor Gefahr darstellte, so wäre es auch sinnvoller, kritische Kollegen nicht abzulehnen und zu ignorieren, sondern auf ihre Hinweise zu achten (Obholzer, 2009, S. 226f.).

Vielleicht wäre auch noch zu verhindern, dass sie das Schicksal der gefährdeten Kanarienvögel erleiden.

Es geht gewiss nicht darum, unermessliche Wünsche, wie sie dem ozeanischen Gefühl entsprächen, zu erfüllen. Die Repräsentanten der psychoanalytischen Institutionen haben nicht die Rätsel und die im Frühkindlichen wurzelnden Probleme der Analytiker zu lösen, sie haben auch nicht all deren Wünsche und Sehnsüchte zu erfüllen, schon gar nicht die regressiven und infantilen, aber sie sollten darum wissen und auch bedenken, dass sie selbst vom Fortwirken frühkindlicher unbewusster Phantasien, auch in all ihren großen Plänen und Aktionen, nicht minder betroffen sind als alle anderen. Aus diesem Wissen könnte sich ein freundliches, korrektes Verhalten den Mitgliedern gegenüber ergeben, nicht nur gegenüber einer kleinen Auswahl von ihnen.

Aufmerksamkeit aufzubringen für das leise Unbehagen oder das lautere Klagen Einzelner würde eine sehr reflektierte Haltung derer verlangen, die Funktionen innerhalb der Organisation innehaben. Dann wäre wohl oft die Einsicht unvermeidlich, dass der Tendenz zur Öffnung auch eine der Exklusivität entgegensteht und man manche Kollegen zur Hölle schicken oder sonst wie ausschalten möchte – und dies auf subtile Weise ja auch immer wieder tut.

So würde man auch im Umgang mit älteren Kollegen nicht durch feste Regeln einem Dilemma entgehen. Es müsste wohl immer anhand der konkreten Situation und Person entschieden werden, ob die Institution eingreifen soll oder nicht. Danielle Quinodoz (2013)[11] machte mehrfach auf die Gefahren einer generellen Regelung aufmerksam. Sie könnte – meine ich – auch unbewusst benutzt werden, um Kämpfe zwischen den Generationen auszutragen. Musste Kernberg 1996 vor 30 Methoden warnen, wie man die Kreativität angehender Psychoanalytiker zerstören und ihre Einbeziehung ins Vereinsleben aufschieben kann, so könnten ebenso viele formale Wege gefunden werden, ältere oder kranke Mitglieder zu deren Schaden und dem der Institution vorzeitig hinaus-

---

11 Quinodoz fasste ihre Stellungnahme sowohl in Junkers Buch *Die leere Couch* (2013) als auch im August 2013 in einem Brief an die Herausgeber des *International Journal of Psychoanalysis* (94[4]) zusammen.

zudrängen. So erscheint zum Beispiel die Idee fragwürdig, nicht mehr voll einsatzfähige Psychoanalytiker sollten Kurztherapien machen. Es wird dabei außer Acht gelassen, dass die erlebensdichte Durchführung dieser Therapie, die Dosierung der Regression, die begrenzte Zielsetzung usw. Erfahrung mit einer spezifischen Technik voraussetzt (vgl. Küchenhoff, 2005). Viele Psychoanalytiker haben sie nicht und werden sie sich auch in geschwächtem Zustand schwer aneignen können. So könnte wieder etwas als Lösung erscheinen und doch ohne sorgfältige individuelle Betrachtung eine Fehl-Leistung sein, die im Grunde nichts anderes will, als Gefahren von Störung – in diesem Fall ältere Kollegen – ausschalten.

In Junkers Buch *Die leere Couch* (2013) wird in den einzelnen Beiträgen sehr gut nachvollziehbar, dass es nur dort zu guten Lösungen kommen konnte, wo – wenn es notwendig war – ein »wohlwollender Raum« und eine »Atmosphäre wohlwollender Freiheit« (Quinodoz, 2013, S. 42, 54) geschaffen werden konnte und das Über-Ich höchstens in schützender Funktion aufschien. Gemeint ist hier nun lediglich der Schutz des Kollegen, der sich zurückziehen sollte. Nachdrücklich wird darauf hingewiesen, dass es nicht genügt, »an den Schutz und die Sicherheit seiner Patienten, Kandidaten oder der psychoanalytischen Gesellschaft selbst zu denken«. Sich bestmöglich um den betroffenen Analytiker zu bemühen, der vielleicht »wie ein verängstigtes Kind wegen eines notwendigen medizinischen Eingriffs« (Kavka, 2013, S. 267) festzuhalten ist, »muss im Zentrum der Intervention stehen« (ebd., S. 256).

Das Problem liegt hier wie sehr oft darin, dass das Individuum übersehen und insgeheim die Seite gewechselt wird: Scheinbar wird das ältere, kranke Mitglied beraten und unterstützt; in Wirklichkeit aber gilt die Sorge primär den möglicherweise nicht ideal betreuten Patienten und damit dem Ruf der Institution. Beide Bedenken sind höchst ernst zu nehmen, aber wenn die Unterstützung des älteren Mitglieds selbst nicht isoliert davon für einen Berater im Mittelpunkt steht, dann wird die beratende Person »zum Vertreter oder Mandatar« einer anderen Partei, (der Patienten oder der Institution), man verlässt den Standpunkt der Einfühlung – ein technischer »Missgriff«, vor dem Freud in *Zur Einleitung der Behandlung* (1913c) warnt. Ein solcher Missgriff ist wohl allgemein in allen Situationen zu vermeiden, in denen eine tragfähige Beziehung Voraussetzung ist für ein Gelingen. Letztlich geht es darum, ob die beratende Person von der betroffenen zu den »Imagines jener

Personen« gereiht werden kann, von denen sie »Liebes zu empfangen gewohnt war« (ebd., S. 474). Mit anderen Worten: ob der Anschluss an gute innere Objekte (wieder) gelingt.

4.5 Die Fehl-Leistung des Ignorierens alter Bindungen

Das zentrale Beispiel für die Fehl-Leistung des Ignorierens alter Bindungen ist natürlich die Übertragung, die nicht das Schicksal erfährt, das Freud für sie vorgesehen hat. Freud schrieb in *Der Wahn und die Träume in W. Jensens »Gradiva«* (1907a [1906]) über die Funktion des Analytikers: »Der Arzt ist ein Fremder gewesen und muß trachten, nach der Heilung wieder ein Fremder zu werden« (ebd., S. 119). Das funktioniert nie und nirgends, es misslingt aus inneren und auch aus äußeren Gründen. Wenn Lehranalytiker und Analysanden nach Abschluss der Lehranalyse ein neues Gleichgewicht zwischen dem stillen Wissen um die gemeinsam geleistete Arbeit und der neuen Form der Kollegialität finden, die nun nicht mehr durch eine Ausbildungsregelung kontrolliert ist, so ist das eine besondere Leistung, deren Dauerhaftigkeit ungewiss ist. Unbearbeitete Reste können zu Rückfällen führen oder negativere Seiten der alten Beziehung unter neueren Einflüssen zum Tragen kommen.

Auf die niemals vollständige Auflösung der Übertragungen und auch der Gegenübertragungen haben mehrere Autoren bereits hingewiesen, so etwa Robert M. Young oder H. Shmuel Erlich, der in dem Buch *The Couch in the Marketplace* (2013) von dem großen Einfluss spricht, den die Übertragungsreste über die eigene Generation hinaus auf Konflikte, Idealisierungen, Identifizierungen und Loyalitäten im Leben psychoanalytischer Vereinigungen ausüben. Die nahezu geheiligte Privatheit der persönlichen Analyse werde hartnäckig gehütet. Paradoxerweise werde die Übertragung zu einem unausgesprochenen und nicht offen anerkannten Aspekt des gemeinsamen psychoanalytischen Lebens einer Vereinigung. Mehr noch, in idealisierender Weise gelte man durch den Abschluss der Lehranalyse als gut analysiert und daher als gut funktionierender, autonomer Erwachsener, ohne Neigung zu Neid, Rivalität und Aggression. Doch die Übertragungsreste seien in vielen Fällen nach wie vor sehr wirksam und sie seien nicht mehr in einer laufenden Analyse kontrolliert – »no longer contained within the analysis« (ebd., S. 168). Erlich hebt es ausdrücklich als Paradoxon hervor, dass wir nur zu gut um die aufwühlende, tief gehende und anhaltende Erfahrung einer Analyse wissen und ihre Auswirkungen gleichzeitig im kollegialen Zusammenleben ausblenden und höchstens im privaten, meist feindselig getönten Tratsch verwenden.

Mir scheint, dass das Übersehen der prägenden Wirksamkeit der eigenen Analyse häufig mit Scham zu tun hat, dass man sich nach (partieller) Auflösung der Übertragung eingestehen muss, dass nur ein Spiel war, was man – wenn es eine gut laufende Analyse war – zutiefst ernst genommen hatte. Der Analysand »empfindet und handelt, ohne zunächst zu wissen, daß er ein Schauspiel kreiert«. Erst allmählich werde er durch die Analyse »zu einem Autor, der sich bewußt ist, ein Autor zu sein« (Loewald, 1986, S. 344).

Möglicherweise erlebt der »Autor« manchmal ein Unbehagen und schämt sich, weil er seine Bühne lange mit dem Boden der Realität verwechselt hat. Vielleicht ist am Ausblenden der Vergangenheit aber sogar etwas Trauer darüber beteiligt, dass die aufwühlende Unmittelbarkeit des früher in der persönlichen Analyse Erlebten geschwunden ist.

Auch wenn die Lehrjahre auf der Couch sicher den größten Einfluss auf das Leben in einer psychoanalytischen Institution haben, so gibt es doch auch noch andere alte Bindungen, die wirksam sein können. Dazu gehören zum Beispiel ein gemeinsamer Quellenberuf vor der analytischen Ausbildung, die vorherige Studienrichtung, die Zugehörigkeit zu einer politischen Partei, die familiäre Herkunft mit ihrer gesellschaftlichen Position oder persönliche enge Beziehungen – alle diese oft weit zurückreichenden Gegebenheiten können innerhalb der Organisation kleinere Kreise von Zugehörigkeit schaffen und die Dynamik innerhalb der Institution stark beeinflussen. Solche alten Bindungen werden besonders nach Abschluss der Lehranalyse durch die »Übertragung der Übertragung« (vgl. Kap. IX, 3) verstärkt wirksam.

Nicht die Existenz solcher Einflüsse wirkt bedenklich, sondern ihr Ignorieren, sodass manche offiziellen Ziele unmerklich umgelenkt und von den relevanten Zielvorstellungen abgelenkt werden können.

Mit den Jahren beginnt auch die Zugehörigkeit zum eigenen Verein zur alten Gewohnheit abzusinken, was es noch schwieriger machen kann, die erstarrten und unbeweglich gewordenen Beziehungen wahrzunehmen (vgl. Bleger, 2013 [1967]). Die alten Bindungen können stärker sein als die Wahrheitsliebe. Bollas malt das Bild einer Vereinigung mit den üblichen Streitigkeiten, Rivalitäten, Tratsch und Ehrgeiz. Dennoch wird die Phantasie miteinander geteilt, dass es eine wunderbare, hervorragende Institution wäre; er nennt es ein gemeinsames falsches Selbst (2011) – und meint damit eine Illusion, an der scheinbar festgehalten werden muss, um die weitere Zulassung zu dem Verein zu sichern. Und so lobt man offiziell Leistungen, die man insgeheim für Fehl-Leistungen hält.

Ich habe an anderer Stelle (Zwettler-Otte, 2007b, S. 171ff.) auf die große Bedeutung von internationalen Kontakten zu anderen, »verwandten« Institutionen hingewiesen. Sie können durch neue Begegnungen und Bindungen ein wichtiges Gegengewicht zu den Verstrickungen in den eigenen alten Kreisen bilden. Die räumliche und zeitliche Distanz solcher internationalen Kontakte schafft oft einen Abstand, der mehr zu sehen erlaubt als die erdrückende Nähe in der eigenen Vereinigung. *Emotionen können in sanfterer Dosierung ablaufen, »gute« Objekte sind in der Ferne manchmal haltbarer und selbst die Fremdsprachen stellen nicht unbedingt Barrieren dar, sondern gelegentlich auch Rutschen, auf denen manches bisher unbeachtete Körnchen Wahrheit herunterrutscht.* Allein die neugierige, hoffnungsvolle Erwartungshaltung vor Kongressen – ich erinnere an Greens schlichtes Eingeständnis »I came – for pleasure!« – scheint oft wie Nachhilfe von Eros zu wirken – eine im wahrsten Sinn des Wortes not-wendige Unterstützung.

»Eros und Ananke sind auch die Eltern der Kultur geworden« (S. 460), womit beide Kräfte als ihre Grundlage anerkannt werden. »Es scheint, als ob die Phantasie, dass allein Eros existiert und alles beherrscht, die ganze Gesellschaft durchdrungen hat« (Erlich, 2009, S. 118). Die Gegnerseite wird ausgeblendet und gewinnt damit auf Schleichwegen an Wirksamkeit.[12] Es ist, als hätte uns Freud im Hinblick auf unsere Insuffizienz- und Schuldgefühle einen wohlwollenden Wink gegeben, sich dagegen zu wehren, wenn er an den Primitiven der menschlichen Vorzeit erinnert, der im Unglücksfall nicht sich, sondern den Fetisch angreift: Er »verprügelt ihn, anstatt sich selbst zu bestrafen« (S. 486).

Freud tritt damit für die Anerkennung der Ursache des Unbehagens ein: Die Unterdrückung erotischer und aggressiver Befriedigung ruft eine Aggressionsneigung hervor, die selbst wieder unterdrückt wird. Die Strebungen »nach individuellem Glück und die nach menschlichem Anschluß« haben »bei jedem Individuum miteinander zu kämpfen« (S. 501). Die Konflikte und Dilemmata sind also nicht zu eliminieren.

12 Über Tradition vgl. Freud (1933a, S. 73).

Was Freud dem Über-Ich des Einzelnen und auch dem Kultur-Über-Ich vorwirft, ist, dass »es sich zu wenig um das Glück des Ichs« (S. 501) kümmert und die Triebstärke des Es sowie die Widerstände der Außenwelt zu sehr außer Acht lässt.

Es ist ein fortdauerndes Ringen um ein Gleichgewicht. Freud ermutigt das Individuum, sich in diesem Kampf nicht unterkriegen zu lassen. Und wenn Erlich darauf hinweist, dass eine Kultur – so wie der Einzelne – »sich nicht nur entwickelt und wächst« und »nicht nur Intentionalität, Orientierung und die Macht, Ziele zu verfolgen« besitzt, sondern »auch einer Involution, Desintegration und Fragmentierung unterliegen« (Erlich, 2009, S. 114ff.) kann, so stützt dies ebenfalls das Ich des Individuums.

Fehl-Leistungen zeigen verborgene Konflikte zwischen fordernden und fördernden Tendenzen sowohl seitens der Institution als auch seitens der Individuen. Diese Dilemmata zu erkennen und zu benennen ist die Voraussetzung für die Gestaltung einer institutionellen Umwelt, die für die gemeinsame Aufgabe und für die einzelnen Individuen eine ausreichende Förderung ermöglicht.

5 Zusammenfassung

Verdrängte, unbewusste Absichten können nicht nur in den blitzartigen Entladungen von Fehlleistungen wirksam werden, sondern auch in schleichenden Prozessen, die hier als Fehl-Leistungen bezeichnet werden.

Sie lösen vages Unbehagen sowie korrigierende Wunschphantasien von einer innigen Verbundenheit (»ozeanisches Gefühl«, »facilitating environment«) aus und führen zu (unbewussten) Dilemmata zwischen dem Wunsch nach Zugehörigkeit zur Gemeinschaft und den individuellen Bedürfnissen nach Freiheit. Freuds Schrift *Das Unbehagen in der Kultur* (1930a) wurde als Basis für die Überlegungen verwendet, wie derartige Phänomene auf spezifische Weise auch in psychoanalytischen Institutionen auftreten. Beispiele solcher Fehl-Leistungen sind

- die Unterschätzung unbewusster Abhängigkeit des Individuums von der Institution als Teil der Persönlichkeit und der Identität aufgrund alter symbiotischer Bedürfnisse;
- die Verleugnung destruktiver Intentionen, die sich in der fehlenden Beachtung notwendiger individueller Erfordernisse äußern;

- die Organisation vieler und großer Zusammenkünfte, bei denen gleichzeitig das Fehlen aufmerksamen Zuhörens und echter Diskussionen beklagt wird;
- imponierende Expansionsbestrebungen ohne Abwägung der damit verbundenen Verluste und
- das Ignorieren der Bedeutung alter Bindungen (vor allem der fortbestehenden Übertragung) trotz des beruflichen Wissens um die Erhaltung des Vergangenen im Seelenleben.

II Unbehagen als »Arbeitsaffekt«

> »Es ist nicht bequem, Gefühle wissenschaftlich zu bearbeiten.«
> *Sigmund Freud (1930a, S. 422)*

Unbehagen hat zu der Annahme schleichender Prozesse geführt, die wie Fehlleistungen unbewusst motiviert sein können, aber sich nicht in Form spontaner, ungewollter und unkontrollierbarer Entladungen zeigen, sondern langsame »Fehl-Leistungen« sind, die sich heimlich und kaum bemerkbar einschleichen und im Verborgenen weiterwirken. Es ist also das unbequeme Gefühl des Unbehagens, das zur Arbeit des weiteren Nachdenkens gedrängt hat, weshalb man es wohl als einen »Arbeitsaffekt« betrachten kann.

Danckwardt (1994) prägte diesen Begriff und versteht unter »Arbeitsaffekten« von Analyse-Patienten ausgehende Äußerungen, die auf »sehr verschiedene affektive Ereignisse [hinweisen], z.B. Verwundern, Verblüffen, Überraschen, Staunen, Erschrecken, Entsetzen, Unheimlich-Erleben, Entfremden, Lachen oder Innerlich-witzig-und-komisch-Finden, Schmunzeln, Humor-auftauchen-Sehen usw.« (ebd., S. 121). Meist sind solche Arbeitsaffekte unauffällig, sodass sie leicht überhört oder übersehen werden, wenn sie sich nur in einem Wort wie »merkwürdig«, »komisch« oder »seltsam« erkennen ließen. Nur selten treten sie klar hervor, und manchmal sind sie bloß am Tonfall des Analysanden oder am Klima in einer Analysestunde zu erspüren.

Sie haben jedoch große Bedeutung für das Erraten der Übertragung und das Aufspüren jener »Übertragungsschicht«, die aktuell gerade »bedeutungsfähig« ist »wegen einer augenblicklich aktiven Triebregung in einer lebendigen Objektbeziehung« (ebd., S. 115ff.), sodass sie gedeutet werden kann. Danckwardt bezeichnet die aktuell dringliche und bedeutungsfähige Übertragungsschicht als Paradigma für »den Umgang mit unbewußter Zukunft, gewaltigem Zweifel, haltloser Unsicherheit angesichts der blitzartigen Augenblicke von zugleich chaotisch lösenden Vorgängen und den Anfängen des Neuen im Chaos« (ebd.,

S. 116). Vielleicht kann zuerst nur der Analytiker zum »container«[13] werden, bevor dann das »be-/deutende Wort und die entstehende Form aus Worten« die Funktion eines Behälters übernimmt. Indem solche Worte sowohl »die Erschütterung des Alten« aufnehmen als auch gerade noch »der Sprengkraft der Gefühle« standhalten, können sie zu »containern« werden. Es ist ein entscheidender Moment, ein »Augenblick der Aktualgenese von Übertragung« (ebd., S. 115ff.), in dem

> »der Wiederholungszwang entweder wieder zu einem Versuch gerinnt, zu einem vor-konflikthaften realen oder phantasierten Zustand der Ruhe oder der Befriedigung im Ensemble innerer Objekte zurückzukehren, oder ob sich der Wiederholungszwang zu einem Versuch entwickelt, ein traumatisches reales oder phantasiertes Erleben zu bewältigen und einen ›verborgenen Sinn zu finden‹ (Freud)« (ebd., S. 115).

Danckwardt betont zu Recht die Verschiedenheit der Arbeitsaffekte.

So würde ich zum Beispiel bei der Verblüffung, der Überraschung und dem Erschrecken annehmen, dass für den Patienten das passive, unvorbereitete Erleben im Vordergrund steht und ein (scheinbar oder real) von außen kommender, überrumpelnder Zeitdruck erlebt wird. Man könnte vielleicht sogar mutmaßen, diese Arbeitsaffekte würden von der Tendenz genährt, eine sichere Distanz herzustellen, die eigene Passivität in den Vordergrund zu schieben, vielleicht gleichsam, um die »Unschuldsvermutung« geltend zu machen, eine Opferrolle zu beanspruchen oder das Über-Ich zu beschwichtigen mit der Beteuerung: »Mir ist das fremd«.

Bei einer anderen Gruppe, etwa der Verwunderung, dem Staunen oder dem Entsetzen, könnte man annehmen, dass die Verlangsamung mit einer Verlagerung der Arbeit nach innen zu tun hat: Es ginge dann nicht mehr nur um Abwehr, sondern ebenfalls um ein Innehalten, durch das

---

13 Bion (1962) bezeichnet in seinem dynamischen Modell die Mutter als lebendigen Behälter *(container)*, der zusammen mit dem Inhalt, den er in sich aufnimmt *(contained)*, wächst. Im Deutschen werden häufig die ursprünglichen Bezeichnungen verwendet – was auffallend ist und durchaus distanzierende Bedeutung haben könnte und fragwürdig wäre. Ich halte mich im Folgenden, wenn es sich nicht um ein Zitat handelt, an Erika Krejcis deutsche Bion-Übersetzungen aus Gründen der Deklination und um die Vorstellung eines metallenen Fracht-Containers zu vermeiden.

auch alte Verknüpfungen früherer Erschütterungen auftauchen könnten, die am Aufkommen eines Unbehagens mitbeteiligt wären. Es wäre aber auch denkbar, dass es nicht zu einem solchen Ansatz der Verarbeitung kommt, sondern die Verlangsamung sogar zur Lähmung und zum Stillstand führen kann. Diese Entschleunigung ließe sich dabei entweder an einem äußeren Ereignis oder auch am eigenen Stagnieren wahrnehmen. Bei dieser Art von Arbeitsaffekten steht das Ich möglicherweise auf der Kippe; es ist noch unentschieden, ob das Ich sich stark genug fühlt, einen Konflikt zu bearbeiten oder ob er wieder verdrängt werden soll.

Gemeinsam ist allen von Danckwardt beschriebenen affektiven Ereignissen, dass sie vom Analysanden ausgehen. Auch die Gegenübertragung des Analytikers steht im Dienst der Konzentration auf das Erleben des Analysanden, und die Affekte, die in der Form einer »Verwunderungs- und Witzarbeit« (ebd., S. 120) zunächst auf eine Distanzierung und Abwehr von Unbewusstem hinweisen, können *progressiv* zu einer »außergewöhnlichen affektiven Sehleistung« (ebd., S. 122) und dem Auffinden eines verborgenen Sinns führen. Dadurch sind diese Affekte imstande, »erhellend« zu wirken, indem sie etwas »be- oder durchleuchten« (ebd.). Sie leisten also – wenn sie nicht regressiv zusammensacken, sondern dieser Versuchung widerstehen – eine Arbeit, gestützt auf die Vorarbeit des deutenden Analytikers.

Ich habe nun versucht, auch »Unbehagen« aus der Perspektive von Danckwardts Hypothese zu betrachten, die mir sehr überzeugend erscheint. Zwar bezieht sich das Unbehagen in psychoanalytischen Institutionen nicht direkt auf eine analytische Situation, wohl aber in erster Linie auf das Erleben von Analytikern, praktizierenden und angehenden, innerhalb ihrer Vereinigungen. Es geht also um die Zusammenfügung von zwei Rollen, der des Analytikers und der des Patienten, wie das auch in jeder Selbstanalyse der Fall ist. Denken wir an Freuds Selbstanalyse, die er nach dem Tod seines Vaters systematisch durchführte und die Didier Anzieu (1990) mit den einzelnen Entstehungsstufen der wichtigsten Entdeckungen Freuds im Rahmen seiner Selbstanalyse rekonstruiert hat.

Wie die von Danckwardt angeführten Beispiele von Arbeitsaffekten enthält auch Unbehagen eine »Verwunderungsarbeit«, und manchmal führt sie zu einer entlastenden oder Aggression abführenden »Witzarbeit«. Danckwardt hat in der Aggressivierung der Übertragung seines Patienten eine verzweifelte Abwehr von Verlust entdeckt. Das drohende

Verlieren einer latenten Symbiose könnte in der Vor-Ahnung (Beland, 1992) eine Gefahr orten, man wäre bald so verärgert über Unzulänglichkeiten in der Vereinigung, dass man austreten könnte – und damit die Zugehörigkeit zu dieser – meist früher stark idealisierten – Gruppe verliert, was schädliche Rückwirkungen auf das Selbstwertgefühl nach sich ziehen würde.

Jedenfalls gehört eine vage, (noch) nicht klar erkennbare Irritation zu den Ingredienzien des Unbehagens. Sie erzeugt ein ungemütliches Gefühl, das sich sogar zu etwas Unheimlichem oder zumindest deutlich Unangenehmem und Bedrückendem steigern kann. Gerade die zumindest anfänglich bestehende irritierende Ungewissheit, worauf denn das Unbehagen zurückzuführen ist, kann auf ein verborgenes Dilemma verweisen, wie Löchel in ihrer Arbeit über Fehlleistungen gezeigt hat, wenn sie schreibt: »Die Form der Störung, des Missgriffs, Versprechers *ist* vielmehr die Erscheinungsform des Unbewussten« (Löchel, 2013, S. 8 [kursive Hervorheb. i. O.]; vgl. auch Kap. I/1, S. 12f.).

Danckwardt (1994) bezeichnet einen Arbeitsaffekt auch in Analogie zu Bions »selected fact« als »selected emotion«, »[...] als ein entscheidendes, die vor-/unbewußten Daten auf dem Gebiet der Übertragung/Gegenübertragung organisierendes Element« (ebd., S. 120).

Auch außerhalb einer analytischen Situation könnte ein Unbehagen, das sich auf die analytische Vereinigung bezieht, der man angehört, wertvolle Hinweise auf unbewusstes Material geben. Wenn dieser Affekt nicht automatisch abreagiert, sondern in Selbstanalyse erforscht wird, dann wird die organisierende Funktion der Assoziationstechnik in ähnlicher Weise genutzt wie bei der Zusammenarbeit von Analytiker und Analysand. Die Selbstanalyse eröffnet dann den notwendigen Spiel-Raum, in dem Einfälle, Erinnerungen, Bilder und Phantasien auftauchen und in dem sich damit der »selbst-kurative Effekt der Verwunderungsarbeit« entfalten kann. Assoziationen, Gedanken und Worte tragen dazu bei, eine Situation »zu be- oder zu durchleuchten«, und damit wirken sie dem Verbergen entgegen. Es sind *»unterschiedliche affektive Stellungnahmen innerer Objekte, die zur ›Resultante‹ des manifesten Arbeitsaffektes führen können«* (ebd., S. 121f.).

Nicht nur in der beruflichen Arbeit der Analytiker, auch innerhalb der Institution wimmelt es von unerkannten und unreflektierten Übertragungen (Erlich, 2013, S. 168; vgl. auch Kap. I/4.5). Diese stark in der persönlichen Lebensgeschichte verankerten Neuauflagen unbewusster Wiederholungen sind, wie Erlich so treffend formuliert, gewöhnlich

»no longer contained within the analysis« (ebd.). Gerade um diese oft fehlende »container-Funktion« geht es auch im Hinblick auf das Leben innerhalb der Institution.

Danckwardts Hypothese hat hier wohl volle Gültigkeit, sodass auch der Affekt des Unbehagens, seine »Derivate« oder sinnlichen Repräsentanzen eine bedeutungsfähige Übertragungsschicht anzeigen und zur Bearbeitung anregen können. Wie andere Arbeitsaffekte ist auch das Unbehagen oft unauffällig und »zu Signalen geschrumpft« (Danckwardt, 1994, S. 121).

Diese Formulierung Danckwardts irritierte mich zuerst kurz, weil doch Signale meist absichtlich auf eine Gefahr hinweisen und daher eher größer wirken und besondere Aufmerksamkeit hervorrufen wollen statt zu schrumpfen und unauffälliger zu werden. Doch die Lösung dieses scheinbaren Widerspruchs kann nur im Konflikt zwischen Wahrnehmung und Verdrängung selbst liegen. Während Danckwardt vielleicht bei den »geschrumpften Signalen« bereits die durch den inneren Kampf geschwächte Wahr-Nehmung, also die verringerte Signalwirkung, vor Augen hatte, dürfte sich mein Blick mehr auf den erhellenden Moment gerichtet haben, der bereits Licht auf die Quelle des Unbehagens wirft. In der von einem Arbeitsaffekt angedeuteten Übertragungsschicht liegt jedenfalls jener »Ort blitzartiger Augenblicke von zugleich chaotisch lösenden Vorgängen und den Anfängen des Neuen im Chaos« (ebd.).

Loewald trifft bei dem Phänomen der Übertragung eine Unterscheidung, die in diesem Zusammenhang wichtig erscheint: Rasch auftauchende, automatische Übertragungen dienen dem Widerstand und sind »Reaktionen, Zeichen und Symptome alten Leidens« (Loewald, 1986, S. 305f.). Eine Übertragungsneurose hingegen ist »eine Schöpfung der vom Analytiker und Patienten geleisteten analytischen Arbeit« (ebd.). Eine solche Kreation braucht Zeit und Raum, das gilt für die Selbstanalyse ebenso wie für die Analyse des realen analytischen Paares. Der primäre Vorgang dabei ist die »Verwunderungsarbeit« (Danckwardt, 1994, S. 122), welche an die Stelle des spontanen Agierens und der triebhaften Abfuhr ein Innehalten einbaut. Innerhalb des Rahmens dieses Spiel-Raums haben dank des Wiederholungszwangs die augenblicklich aktiven Triebregungen die Chance, wieder aufzutauchen und sich entweder mit den bisherigen *regressiven* Lösungen kurzfristig zufriedenzugeben oder neue Versuche zu wagen, um traumatische, reale oder phantasierte Erlebnisse zu bewältigten. In letzterem Fall, der *progressiven* Version, gelingt es den Übertragungsschichten, die es bisher vielleicht nur zu einem »kontrapunktischen oder fugalen Verhältnis« geschafft haben, sich zu einer »treibenden Kraft« zu formieren und ein »führendes Motiv in der aktuellen Polyphonie« (ebd., S. 116) zu finden.

Es scheint mir wichtig, noch auf eine Besonderheit des Unbehagens hinzuweisen, die ich als Arbeitsaffekt verstehen möchte. »Unbehagen« ist konkreter als etwa »Verwunderung«, die das Suchen und Fragen andeutet und es gleichsam offenlässt, ob eine Antwort gefunden werden kann. »Unbehagen« dagegen benennt, *was* fehlt und gezielt gesucht wird, nämlich das »Behagen«, das in der Verneinung enthalten ist. Es klingt wie ein Festhalten-Wollen eines verlorenen oder vermissten Behagens und will sich von der Erfüllung des Wunsches nach (Wieder-)Herstellung eines fehlenden Wohlbefindens nicht so leicht ablenken lassen. Insofern ist es nicht verwunderlich, dass Freud in *Das Unbehagen in der Kultur* (1930a) nicht nur R. Rollands Schilderung des »ozeanischen Gefühls« zur Seite schiebt, sondern auch selbst vermeidet, auf den primären Narzissmus weiter einzugehen. Freuds Zitat aus Friedrich Schillers Ballade *Der Taucher* verweist doch – wie im Abschnitt über »Die Fehl-Leistung der Unterschätzung symbiotischer Bedürfnisse« (Kap. I/4.1) bereits Thema war – auf die Furcht, vom Meer[14] verschlungen zu werden; diese Furcht ist eine kräftige Gegnerin der Verlockung, sich der symbiotischen Vereinigung hinzugeben und darin unterzugehen. Auf der Ebene der Sublimierung kennt wohl jeder Autor die Notwendigkeit, sich von einem Thema loszureißen, um sich etwas anderem zuzuwenden.

Wenn Unbehagen in einer Selbstanalyse verarbeitet wird, kann das ein wichtiger Schritt in der Persönlichkeitsentwicklung des Analytikers sein und die Kontinuität in seiner Lebensgeschichte ebenso zeigen wie die Bewältigungsmöglichkeiten, die er sich erworben hat. Mindestens genauso wichtig kann aber auch die daraus hervorgehende Stärkung sein, sinnvolle Aktivitäten zu entwickeln, um in den Institutionen reale Probleme zu benennen, sie nach Möglichkeit zu beseitigen oder zumindest mit Ausdauer und Energie Verbesserungen anzustreben.

14 Im Französischen ist das Meer (la mer) auch durch den Gleichklang mit der Mutter (la mère) assoziativ verbunden.

III Besonderheiten der Beziehung zwischen Individuum und psychoanalytischer Institution

1 Ein verstärkter Gegensatz von Individuum und Gruppe

1.1 Die eigene Analyse

Die eigene Analyse ist zweifellos der wesentlichste Teil der Ausbildung zum Psychoanalytiker. Sie ist eine jahrelange intensive Erfahrung der Vorgänge zwischen zwei Personen und verträgt, wie Freud früh feststellte, keinen Dritten. Sie hat das Ziel, der auszubildenden Person in geschütztem Rahmen genügend Verständnis unbewusster seelischer Prozesse zu ermöglichen, um diese für sich und andere therapeutisch zu nutzen.

Die eigene Analyse wurde sehr früh als unerlässliche Vorbedingung der analytischen Ausbildung erkannt. Jeder Analytiker kommt in seinem Verständnis des Materials seiner Patienten nur so weit, wie im Verständnis des eigenen Unbewussten. So sprach Anna Freud 1938 in Paris auf einer Tagung der Internationalen Unterrichtskommission von dieser damals seit 20 Jahren gültigen Erfahrung und brachte sie mit dem Institut in Verbindung:

> »Vom Grad des Gelingens dieser Analyse hängt im allgemeinen das weitere persönliche und wissenschaftliche Schicksal des jungen Analytikers ab. Der Ruf eines analytischen Institutes ruht darum berechtigterweise weniger auf der Reichhaltigkeit seiner Kurse oder der Anziehungskraft seiner Dozenten als auf der Qualität und Erfahrung der dem Institut zur Verfügung stehenden Lehranalytiker« (A. Freud, 1950 [1938], S. 1397).

Es ist freilich ein Problem, dass Lehranalysanden ihren Lehranalytiker eher nach seinem Ruf und seiner Anziehungskraft aussuchen als dass sie seine Qualität und Erfahrung beurteilen könnten.

Dass der Lehranalysand sein eigenes Studienobjekt ist, gehört zweifellos auch zu den Besonderheiten des Analytikerberufs. Dieser Umstand ist aber gleichzeitig auch ein großer persönlicher Gewinn, wenn die Analyse gut verläuft. Es gibt wohl keine Möglichkeit im erwachsenen Leben, mehr aufmerksame Zuwendung zu bekommen als in einer Psychoanalyse, und sie ist gerade heutzutage »angesichts der antiindividualistischen Tendenzen und Neigung zu allzu naiven Methoden der Verhaltensänderung in unserer Kultur« (Loewald, 1986, S. 341) eine Kostbarkeit.

Die psychoanalytische Situation besteht aus einer Zweier-Beziehung mit größtmöglicher Konzentration auf das seelische Geschehen in der Person, die auf der Couch liegt. Dazu dient das aufmerksame Beobachten eigener Reaktionen des Analytikers, das heißt seiner Gegenübertragung, als wesentliches Instrument. Loewald beschreibt den psychoanalytischen Prozess als Gegensatz zur *bewusst* ersonnenen Arbeit eines Autors. Die Übertragungsneurose hingegen, die sich in der Analyse entfaltet, ist eine *nicht bewusst* geplante »Phantasieschöpfung, gewoben aus Erinnerungen und phantasievollen Ausgestaltungen der gegenwärtigen Wirklichkeit, das heißt der psychoanalytischen Situation, der Beziehung zwischen Patient und Analytiker« (ebd., S. 343.) So wird außerdem durch die sowohl nach innen als auch auf den Analysanden gerichtete gleichschwebende Aufmerksamkeit des Analytikers das beobachtende Ich des Analysanden, des künftigen Analytikers, gestärkt. Es ist die »einfühlsame Objektivität des Analytikers« (ebd., S. 351), die dem Analysanden auch subjektive Veränderung ermöglicht.

In einer so engen, jahrelangen Zusammenarbeit, in der durch die Freiheit der Grundregel jede verbale Äußerung erlaubt und erwünscht ist, mögen auch Erfahrungen in Gruppen ein wichtiges Thema gewesen sein. Es hat jedoch eine völlig neue emotionale Qualität, wenn zum Beispiel der Analysand seinem Analytiker erstmals, meist noch bei laufender Analyse, innerhalb des psychoanalytischen Instituts anlässlich irgendeiner Veranstaltung begegnet – ein Ereignis, das oft gleichzeitig ersehnt und gefürchtet wird. Manchmal wird in der folgenden Analysestunde von einem vagen Unbehagen oder einer starken Irritation durch den außergewöhnlichen Kontakt berichtet. Je schwieriger Phantasie und Realität noch zu trennen sind, desto störender wirkt eine solche Begegnung, obwohl sie ja keineswegs ganz überraschend sein kann in der Institution, der sowohl Lehranalytiker als auch Lehranalysand angehören. Die Ursache der Verwunderung liegt nicht außen, sondern innen, durch das Zusammentreffen unterschiedlicher Bilder, die nicht so leicht und rasch zur Deckung gebracht werden können: die reale Person des Analytikers oder der Analytikerin und das Objekt der Übertragung. Dass eine solche Konfrontation auch Gefühle von Peinlichkeit oder Scham wecken kann, wurde bereits im Abschnitt über »Die Fehl-Leistung des Ignorierens alter Bindungen« (Kap. 1/4.5) angedeutet. Es ist die Diskrepanz unterschiedlicher seelischer Schichten, deren Aktivierung Unbehagen weckt und zur Arbeit an einem Konflikt zwischen widersprüchlichen Tendenzen anregt. Das Kontinuum von auftauchenden Empfindungen reicht von ängstlichen oder neidischen Gefühlsanwandlungen bis zu stolzen und seligen Gefühlen, nun endlich auch zu der idealisierten Gemeinschaft zu gehören. Was sich anfangs oft in heftigen Reaktionen zeigt, bleibt manchmal dauerhaft in unauffälligerer Weise wirksam. Solange der regressive Sog noch in der Analyse aufgegriffen und verstanden werden kann, ist die Gefahr des Ausagierens nicht so groß wie später. Wenn der Analytiker nicht mehr notfalls die Funktion des »Behälters« übernehmen und die Verarbeitung fördern kann, sind der Grad und die Qualität der Verinnerlichung der analytischen Situation und Fähigkeit entscheidend für die Auswirkungen der weiterhin aktiven Übertragung.

1.2 Die Ausbildungsgruppe

Die Ausbildungsgruppe bildet in gewisser Weise einen Kontrapunkt zum geschlossenen Rahmen der eigenen Analyse. Auch da kann ein anfangs unklares Unbehagen auf verborgenes inneres Geschehen aufmerksam machen. Allmählich gehört in den Seminaren und Veranstaltungen der Institution das Zusammentreffen mit anderen Analysanden zur Normalität des Alltags, gleichgültig ob sie nun bisher bei zufälligen Begegnungen Sympathien oder Antipathien gegen potenzielle Rivalen erweckten.

Das Wissen, dass alle, die in einer Ausbildungsgruppe sitzen, die Erfahrung ihrer eigenen Analyse haben, schafft eine spezielle Atmosphäre. Die Neugier, wer bei wem in Analyse war oder noch ist, wird manchmal unterdrückt und manchmal in einer vielleicht trügerischen Offenheit mitgeteilt. Sich durch den Druck der Gruppe zu Mitteilungen verpflichtet zu fühlen kann in Konflikt treten zu dem Wunsch nach Wahrung der Privatsphäre der Analyse, die keinen Dritten verträgt. Das Widerstreben gegen eine von der Gruppe erwarteten Offenlegung kann nicht nur dem persönlichen Schutz dienen, sondern auch der Vorsicht, in ein unübersichtliches Geflecht von Beziehungen hineingezerrt zu werden. Die Idealisierung des eigenen Analytikers führt oft zur Entwertung der anderen Lehranalytiker, um die Vorstellung zu retten, dass man selbst den besten Analyseplatz habe oder hatte. Dazu kommen bedenklicherweise gelegentlich feinste oder bloß phantasierte Signale des eigenen Analytikers, die richtig oder auch falsch gedeutet werden, um die neuen Kontakte dementsprechend rasch als gut oder schlecht, feindlich oder freundlich einzustufen. Solche vorschnellen Simplifizierungen können auf die Aktivierung primitiver Schichten hinweisen, die sich zum Beispiel in großer Ängstlichkeit, Abhängigkeit oder Erschöpfung zeigen. Wenn in der Analyse negative Übertragung gerade vorherrscht, kann das mutmaßliche Urteil des Analytikers über andere Personen auch zur Gegenposition drängen und zum Beispiel zur Solidarisierung mit einem vermeintlich wenig geschätzten Kollegen motivieren. Meist hat die Beziehung zum eigenen Analytiker auch auf andere Lehranalytiker abgefärbt. Diese Prozesse ziehen die nachwachsende Analytikergeneration in ein Phantom-Netz von Beziehungen innerhalb der Vereinigung.

In einer gelingenden Analyse kann dieses höchst individuelle Phänomen noch gut genug verstanden werden, um dem angehenden Analytiker eine gewisse Unabhängigkeit und Autonomie zu ermöglichen. Aber man kann Erlichs (2009, 2013) Hinweise auf ungelöste Übertragungen und die daraus resultierenden Loyalitätskonflikte und auf über Generationen fortbestehende Einflüsse in psychoanalytischen Institutionen gar nicht ernst genug nehmen. Gerade weil »die gegenwärtige Malaise die des Subjekts, also des Einzelnen ist« (Erlich, 2009, S. 116), mag auch die Bedürftigkeit des Individuums nach persönlicher Zuwendung größer geworden sein und die Bindung an die Analyse bzw. den Analytiker als Quelle dieser notdürftigen Befriedigung verfestigt haben.

Es gehört also gewiss zu den Besonderheiten der Beziehung zwischen dem Individuum und der psychoanalytischen Institution, dass die Individualität zunächst wesentlich mehr Berücksichtigung erfährt und dadurch später der Kontrast zu dem Leben innerhalb der Institution unter Umständen schärfer erlebt wird. Oder wie es eine Studentin formulierte, die am Vortag nach der Analysestunde ein Seminar besuchte und dort mit einigen Regeln konfrontiert worden war: »Das war wie eine kalte Dusche nach einem beruhigenden Wannenbad«. Während andere professionelle Ausbildungen meist tunlichst regressive Anteile ihres Nachwuchses zu umgehen versuchen oder nur im Dienste des Ichs zu nutzen trachten, ist das im Rahmen eines analytischen Trainings unmöglich. Das Eintauchen in tiefere Schichten des Seelenlebens ist gleichzeitig Voraussetzung für das Verstehen des eigenen Erlebens sowie des Erlebens künftiger Analyse-Patienten, es kann aber auch manchmal eine Erschwernis für das Zusammenleben in der Institution werden. Bei einer mäßig erfolgreichen eigenen Analyse ist zu befürchten, dass projektive Identifizierungen und das Zusammenspiel von paranoid-schizoiden und depressiven Positionen die Vorgänge in der Gemeinschaft negativ beeinflussen. Im günstigen Fall kann sich – wie Bion in seiner Einführung zu *Experiences in Groups* (1989 [1961]) schreibt – die individuelle Erfahrung der Analyse mit den Erfahrungen in der Gruppe zu einer »binokulären Sicht« (»binocular vision« [ebd., S. 8]) verbinden, da beide Erfahrungen verschiedene Facetten desselben Phänomens beschreiben.

1.3 Die Beziehung zur eigenen psychoanalytischen Institution

Die Beziehung zur eigenen Vereinigung, in die man als Lehranalysand hineinwächst und in der man nahezu unaufhaltsam zum Mitglied heranreift, basiert viel weniger auf rationalen Motiven als auf der großen und tief gehenden Emotionalität, die ursprünglich zum »Interesse« an der Psychoanalyse geführt hatte. Es ist tatsächlich entsprechend der etymologischen Bedeutung dieses Wortes ein Mitten-drinnen-Sein, ein Involviert-Sein in ein Thema, so wie es bei den Tragödien der Antike ein Gefühl persönlicher Betroffenheit war, das die Zuschauer erkennen ließ: »Es ist (auch) *dein* Problem« *(tua res agitur)*.

Die Psychoanalyse ging von ihren Anfängen an zwar von Irritierendem oder Pathologischem aus, stieß aber rasch auf allgemeine seelische Vorgänge und löste daher auch allgemein Betroffenheit aus. So wiederholt sich auch beim Individuum dieser Weg. In der Rezeption der Psychoanalyse fällt – früher wie heute – dementsprechend die Ambivalenz auf, mit der zustimmend oder ablehnend, aber auf jeden Fall mit einer oft unübersehbaren emotionalen Beteiligung auf die Entdeckungen reagiert wird, die tatsächlich etwas Verstecktes (Unbewusstes) ans Licht beförderten (Tichy & Zwettler-Otte, 1999; Zwettler-Otte, 2009).

Das »Interesse« an der Psychoanalyse kann zum Entschluss anwachsen, eine psychoanalytische Ausbildung anzustreben und die aufwendige

Reise der eigenen Erfahrung und den theoretischen Teil des Trainings zu absolvieren, um einer psychoanalytischen Vereinigung anzugehören oder um die beeindruckende Methode der Psychoanalyse zu erlernen. Beide Motive wären bewusstseinsfähig, das erstere scheint eher mit der Suche nach einem Objekt zusammenzuhängen, während der Wunsch, sich psychoanalytisches Wissen anzueignen, mehr auf die eigene Perfektion ausgerichtet zu sein scheint. Aber die eigentlichen Beweggründe sind meist vor der Analyse gar nicht bewusst, sondern tauchen erst auf, wenn bisher verdrängte Bedürfnisse und Ängste bewusst werden konnten.

Im Abschnitt über »Beispiele wesentlicher Fehl-Leistungen und Dilemmata« (Kap. I/4) wurde bereits auf die immense Bedeutung unbewusster symbiotischer Bedürfnisse in Institutionen und auf die Wechselwirkung zwischen Institutionen und Mitgliedern einer Gruppe eingegangen (Bleger, 2013 [1967], S. 230). Ich erinnere an die Rolle, welche die Zugehörigkeit zu einer Gruppe für die eigene Identität und damit für die Entwicklung der Persönlichkeit spielt. Bleger greift dabei auch auf 1946 publizierte Arbeiten von Otto Fenichel (1974 [1946]) zurück, der bereits auf die Interaktion zwischen Individuum und Institution verwiesen hat: Die von der Institution geschaffenen Strukturen des Individuums helfen gleichzeitig, diese Institution zu erhalten.

Die Unveränderbarkeit einer institutionellen Einrichtung steht im Kontrast zu der oft sehr heftigen Bewegtheit der individuellen Erfahrung in der eigenen Analyse. Gerade diese Reglosigkeit macht die Institution aber auch unsichtbar, wie Bleger betont. Was immer da ist, wird bald nicht mehr oder nur noch vage wahrgenommen; man weiß kaum, dass es existiert und was es eigentlich ist. Frustrationen und fehlende Befriedigungen werden zuerst erkannt; erst dann wird auch das Objekt gesehen, das man mit der Befriedigung verbunden hat. Erst dessen Abwesenheit führt zur Organisation des inneren Objekts.

Auf dieser Basis weckt das Eintauchen in eine Institution auch früheste Erfahrungen mit Objekten. Ebenso haben neu erworbene Introjekte Rückwirkungen auf bisherige Vorstellungen und Ideale.

Die Ahnung solcher anstehenden inneren Anpassungen und Veränderungen trägt wohl dazu bei, dass die ersten Schritte in die analytische Gemeinschaft aufgeregt, unsicher und von Unbehagen begleitet sind. In seiner *Psychoanalytischen Neurosenlehre* (1974 [1946]) schreibt Fenichel über die zahlreichen Identifizierungen im Laufe des Lebens. Sie treten zuerst als Vorläufer jeder Objektbeziehung und später eventuell als regressiver Ersatz für sie auf. In dem Zusammenhang spricht er von der »Entthronung der Eltern« (ebd., S. 160). In gewisser Weise scheint auch die allmähliche Ablösung vom eigenen Analytiker als Entthronung erlebt zu werden, was zweifellos oft mit (ödipalen) Schuldgefühlen einhergeht. Sie werden manchmal in der Gruppe leichter ertragen als allein.

Das Geflecht von Identifizierungen gibt gelegentlich auch Anlass zu humorvollen Betrachtungen. Ich erinnere mich sehr gut daran, wie Joseph Sandler am Schluss des 36. IPA-Kongresses in Rom (1989), des ersten Internationalen Kongresses der IPA, an dem ich teilnahm, auf der Heimfahrt im Bus nach dem Galadinner zur Erheiterung von uns allen erzählte, wie er mit den älteren Kollegen fast immer richtig erraten habe, wer bei wem in Analyse gewesen wäre.

Die persönlichen Erfahrungen in der eigenen Analyse und die Erfahrung einer »einfühlsamen Objektivität« des Analytikers können dem Individuum zur Fähigkeit verholfen haben, zumindest ein leises Unbehagen zu verspüren und zu beachten, wenn sich seine primitiven Bedürfnisse allzu massiv einmischen in das Erleben der Institution und in die Interaktion mit ihr. Dann kann dem Einzelnen eine objektivierende Erweiterung oder Relativierung der Sicht auf institutionelle Probleme gelingen und zum Beispiel statt zu passiver Begehrlichkeit zu aktivem Mitgestalten des Vereinslebens führen. Die intensive und häufig sehr lange Vorgeschichte vor der Mitgliedschaft in einer Psychoanalytischen Vereinigung zählt also ebenfalls zu den Besonderheiten der analytischen Ausbildung und kann sich durch eine größere Reflexionsbereitschaft im Privatleben ebenso wie im Vereinsleben positiv auswirken.

Es ist aber auch nicht auszuschließen, dass eine solche Grundhaltung weder in der eigenen Analyse noch durch das ergänzende Korrektiv der theoretischen und technischen Ausbildung entstehen konnte. Die Ursachen dafür können bei allen liegen, die an diesem Prozess in irgendeiner Form beteiligt waren.

Es kann sein, dass untereinander zwar getratscht wird über Kollegen, deren analytische Kompetenz manchem fragwürdig erscheint, und doch muss sich äußerst selten das Ethik-Komitee, der Lehrausschuss oder der Vorstand damit befassen. Aber selbst wenn es doch vorkommen sollte, ist es meist sehr schwierig, den richtigen Zeitpunkt und die richtige Form für ein Eingreifen zu finden. Sogar Freunde und Kollegen wissen oft keinen Rat (Junkers, 2007). Auch Kernberg, der sich eingehend mit Ausbildungsfragen und institutionellen Problemen befasst hat, betont die »Psychologie des Schweigens«, die die psychoanalytischen Institute durchzieht und damit eher paranoide Vorstellungen und Gefühle weckt (Kernberg, 2000, S. 100). Statt Klärungen anzustreben werden hier das in Analysen sehr sinnvolle Schweigen, das Zuwarten und die Abstinenz auf eine ganz andere Situation übertragen, in der eine andere Reaktion adäquater wäre. Nicht alle Fragen und Probleme können psychoanalytisch gelöst werden.

Wenn in Analysen von Studierenden Schwierigkeiten auftreten, ist die »notwendige Vertraulichkeit« der Lehranalytiker eine zusätzliche Erschwernis, weil sie zur Isolation führen kann. Einerseits ist für jede Analyse besondere Diskretion notwendig, andererseits hat eine Lehranalyse zusätzlich die Funktion einer Ausbildung, und damit haben die Lehranalytiker eine öffentliche, soziale Verantwortung im Hinblick auf die Qualifikation. Lehranalytiker zu sein bedeutet also eine doppelte Verantwortung: Einerseits der persönliche Analytiker des Studierenden zu sein und diesen Rahmen zu schützen und andererseits die Verpflichtung gegenüber der Institution als Ausbildungsstätte im Hinblick auf künftige potenzielle Patienten des angehenden Analytikers.

Michael Parsons von der Britischen Vereinigung ging auf diese Problematik ausführlich ein und wies deutlich auf die Notwendigkeit eines umfassenden Verständnisses solcher Schwierigkeiten in Lehranalysen hin, zum Beispiel bei »Übertragungsreaktionen, die nicht analytisch gemeistert werden konnten: intensive positive, vielleicht erotisierte Übertragungen oder negative, die von Wut, Aggression, Neid und Verfolgungswahn gekennzeichnet sind« (Parsons, 2007, S. 148f.). Er richtet seine Aufmerksamkeit auf beide, den Studierenden, der von seinem Analytiker nur mehr als Patient betrachtet werden kann, und den Lehranalytiker, der zur Diskretion verpflichtet ist und doch vielleicht den Rat eines erfahrenen Kollegen bräuchte, eventuell sogar aus Diskretionsgründen jemanden aus einer anderen Vereinigung. »Das Problem der Vertraulichkeit innerhalb der analytischen Gemeinschaft bedeutet, dass Lehranalytiker sich stark vereinsamt fühlen können, wenn Schwierigkeiten in der Ausbildung von Kandidaten auftauchen, die ihre Patienten sind« (ebd.).

Möglicherweise konnte in manchen solcher belastenden Fälle ein frühes Stadium der Probleme, die sich vielleicht nur durch ein vages Unbehagen bemerkbar machten, nicht aufgegriffen und bearbeitet werden.

Dass sich hier nun Schwierigkeiten in den Vordergrund geschoben haben, soll aber nicht den Blick auf die häufigeren positiven Verläufe verstellen. Die Mehrzahl der angehenden Analytiker – so sehe ich viele vor mir in unserer Vereinigung – dürfte die eigene Analyse als erfolgreich und bereichernd empfunden haben, mit etlichen ihrer Kollegen in gutem Einvernehmen stehen, sehr aktiv so manche Zusammenarbeit gut bewältigen und sich ausreichend wohl in der Institution fühlen. Diesen Eindruck gibt auch die Studentenvertretung wieder, die auftauchende Probleme in angemessener und verständiger Weise mit dem Vorstand oder dem Lehrausschuss zu besprechen und zu beraten versteht.

2 Die »Zeitlosigkeit des Unbewussten« als tägliches Brot

Zwar ist der Rahmen unter anderem durch die festgelegten und nur in seltenen Ausnahmefällen verschiebbaren Analysestunden ein zeitliches Gerüst, das manchen Analysanden, vor allem am Beginn, zu rigide erscheint, aber in den Inhalten der Analysen herrscht Zeitlosigkeit wie eben im Unbewussten. Die Konzepte der Übertragung, des Wiederholungszwangs und der Nachträglichkeit sind dabei von besonderer Bedeutung und suspendieren gleichsam die zeitliche Ordnung.

Ein solch unübliches, regelmäßiges Entrückt-Sein von der zeitlichen und damit auch der räumlichen Struktur, bedingt durch die auftauchenden Erinnerungen und Stimmungen, hat manchmal auch Auswirkungen auf den Analytiker, der sich täglich beruflich dieser Atmosphäre widmet. Es besteht wohl auch ein Unterschied, ob man die analytische Tätigkeit hauptberuflich und ausschließlich ausübt oder nur für wenige Stunden und ansonsten noch eine andere berufliche Funktion hat, in der man vielleicht ständig zu realitätsgerechtem Entscheiden und Handeln angehalten ist, wie etwa in einem Krankenhaus.

Sobald jedenfalls die analytische Haltung dominiert, tritt das Bewusstsein der Zeit in den Hintergrund. Diese »zeitlose« Einstellung kann gerade, wenn man aus der täglichen Arbeit an sie gewöhnt ist, in den Dienst des Widerstands treten im Umgang mit den eigenen, persönlichen Problemen, denen man gerne ausweicht. Das kann weitere Auswirkungen auf die psychoanalytischen Institutionen haben.

An zwei Problemkreisen sind zeitliche Veränderungen in den letzten Jahren besonders deutlich zu sehen: an dem Umgang der Analytiker mit ihrem eigenen Alter und an dem erhöhten Durchschnittsalter von Analytikern.

2.1 Der Umgang der Analytiker mit ihrem Alter

Junkers hat dieses vorher eher tabuisierte Thema des Alters von Analytikern aufgegriffen und dem von ihr als »Empty-couch-Syndrom« beschriebenen Phänomen zahlreiche wichtige Arbeiten gewidmet. Sie bezeichnet damit die Schwierigkeit vieler Analytiker, sich im Alter von ihrem Leben als Analytiker zu verabschieden. Dahinter steckt der (sicher oft unbewusste) Wunsch, »durch das Festhalten an der Couch ein Gefühl des Nicht-mehr-Dazugehörens umgehen zu können« (Junkers, 2007, S. 156) und sie zeigt »die Gefahr, die professionellen Beziehungen für persönliche, zum Teil regressive Zwecke zu missbrauchen« (ebd.) auf. Sie erkennt diese Abneigung, sich mit der Endlichkeit und dem eigenen Tod auseinanderzusetzen als »etwas zutiefst Menschliches« (ebd., S. 158) an. Das enthebt uns aber gerade als Analytiker nicht der Aufgabe, auch immer wieder unsere volle Aufmerksamkeit der Realität und ihren Konsequenzen zuzuwenden, auch wenn die Zukunft in mancher Hinsicht nur in groben Zügen vorauszusehen ist, der Alterungsprozess sehr individuell verläuft und nicht an ein bestimmtes Alter gebunden ist, das genau festgelegt werden könnte. Wir wissen nur, dass wir älter werden, mit vielfältigen Verlusten und narzisstischen Verletzungen rechnen und eigene Grenzen anerkennen müssen.

> »Die ›Arbeit am Alternsprozess‹ erfordert ein bewusstes und aktives Aufgeben von etwas Vertrautem und narzisstisch hoch Besetztem. [...] Dabei ist die Aufrechterhaltung maximaler Bewusstheit (›awareness‹: Joseph, 2003), die sich sowohl auf intrapsychische Vorgänge, auf Vorgänge und Veränderungen im eigenen Körper wie auch auf andere Menschen und die gesamte Umwelt bezieht, eine besonders schwierige Aufgabe« (ebd., S. 152f.).

Der Veränderungsprozess lässt nicht nur alte, unbewusste Ängste leichter wieder auftauchen, sondern erschwert auch die Selbstanalyse. Das wiederum kann sich direkt auf die analytische Arbeit auswirken, zum Beispiel wenn Analysanden bewusst oder unbewusst länger als nötig festgehalten werden, entweder durch die Analyse oder sogar durch Angebote einer fortgesetzten freundschaftlichen Beziehung. Bei Lehranalysanden, die ja im Begriff sind Kollegen zu werden, ist diese Gefahr größer als bei Patienten. Man hat oft den Eindruck, dass Analytiker eigentlich nicht recht umzugehen wissen mit Analysanden, die nach Abschluss ihrer

Analyse Kollegen geworden sind. Das Hauptproblem besteht darin, dass sie auch meist gar nicht wissen können, wie sich die Übertragungsreste nach der Analyse weiterentwickelt haben. Manches wagt sich erst nach Abschluss der Analyse hervor. Freud selbst hatte die Illusion einer vollständigen Übertragungs-Auflösung noch in *Der Wahn und die Träume in W. Jensens »Gradiva«* (1907a [1906]) beschrieben: Der Analytiker wäre vor der Analyse ein Fremder gewesen und müsse nach der Analyse trachten, wieder ein Fremder zu werden. Wir wissen heute nicht nur, dass dieser Plan in psychoanalytischen Institutionen gewöhnlich von vornherein zum Scheitern verurteilt ist. Wir würden vielleicht heute das Fremd-Werden des Analytikers ebenfalls unter einer psychodynamischen Perspektive zu betrachten versuchen und vermuten, es könnte sich auch um einen Verdrängungsprozess handeln, der mit dem Ausblenden der eigenen analytischen Erfahrung auch die Freude am eigenen Analytiker-Sein und Analytiker-Bleiben (Zwiebel, 2013) belasten könnte.

Manche Lehranalytiker scheinen diesen heiklen Beziehungen in der Vereinigung durch Rituale eine gewisse Sicherheit geben zu wollen, indem sie jüngeren Kollegen nach deren Supervisionen oder dem Abschluss ihrer Ausbildung automatisch das »Du« anbieten. Manche betonen ihre generelle Bereitschaft zum Umgang »auf Augenhöhe«[15] auch als politisch motiviert. Solche Gesichtspunkte decken sich aber nicht unbedingt mit analytischen Erwägungen, welche die höchst unterschiedliche Erlebnisweise der ehemaligen Studierenden außerhalb der Analyse kaum mehr erraten und berücksichtigen können und höchstens noch zu ihren eigenen Gegenübertragungs-Resten Zugang haben.

Im Abschnitt »Die ›Übertragung der Übertragung‹« (Kap. IX/3) möchte ich eine Annäherung an diese meines Erachtens noch weitgehend ungelösten Probleme der Beziehungen zwischen Analytikern und ihren ehemaligen Analysanden versuchen.

Das (unbewusste) Hinauszögern von Beendigungen mancher Analysen ist ebenso schädlich wie das Ignorieren der Tatsache des persönlichen Endes. In manchen Momenten mag ein Analytiker zwar die Richtigkeit von Freuds Feststellung erkennen, dass man den Tod gewöhnlich totschweigt, dass in Wirklichkeit niemand an seinen Tod, sondern stattdessen doch lieber an seine Unsterblichkeit glaubt. Aber von einer solch

15 Bei diesem ebenso beliebten wie fragwürdigen Ausdruck »auf Augenhöhe« wird völlig ausgeblendet, was sich alles in Blicken ausdrücken oder was aber auch alles verschleiert werden kann.

blitzartigen Erkenntnis ist es zur realen Vorsorge und zu bewussten Umstellungen oft noch ein steiniger Weg.

Junkers (2007) zitiert zahlreiche Autoren, welche konkrete Beispiele von Lehranalysanden und Patienten anführen, die vom plötzlichen Tod ihres Analytikers überrascht wurden. Analytiker sollten die Gefahr, ihren Analysanden eine solch schreckliche Erfahrung zuzumuten, nach Möglichkeit vermeiden. Würde man einen speziellen Hippokratischen Eid für Psychoanalytiker entwerfen wollen – eine Idee, die ich nur zu gerne gemeinsam mit einigen jungen und alten Kollegen umsetzen wollte –, sollte er jedenfalls wie im Original den Grundsatz »Primum nil nocere!« (»Zuallererst nicht schaden!«) an hervorragender Stelle beinhalten.

Ein anhaltendes Verdrängen der eigenen Endlichkeit basiert auf einer Omnipotenzphantasie, welche die Realität der zunehmenden Abhängigkeiten umkehrt.

Alexander Mitscherlich (1980), der in seiner Autobiographie in berührender Weise die bleibenden Folgeschäden seiner Narkose nach einem chirurgischen Eingriff schildert, vermittelt deutlich das Gefühl der Ohnmacht, welches er selbst als Arzt hatte, als seine Versuche kaum beachtet wurden, die operierenden Kollegen auf seine zerebralen Altersbeschwerden aufmerksam zu machen. Der Vorwurf des Nicht-Zuhörens kommt uns wohl bekannt vor und trifft nicht nur bei Analytikern zu.

Wenn Mitscherlich sich selbst vorzuwerfen scheint, sich zu kurzfristig für eine Operation und für eine Vollnarkose entschieden zu haben und sich vorstellt, dass sich ein Nicht-Mediziner schon gar nicht hätte »orientieren und wehren« (ebd.) können, zeigt dies ganz deutlich, wie sehr sich das Individuum einer Institution ausgeliefert fühlen und die Behandlung als Bedrohung erleben kann. Die »Indifferenz der Gruppe gegenüber dem Individuum« (Bion, 1989 [1961], S. 164) steigert die frühen Ängste des Individuums. Dass das Hauptanliegen der Institution bzw. ihrer Repräsentanten oft nur auf die eigene Absicherung ihrer limitierten Verantwortung ausgerichtet ist und damit eigene Ängste vermittelt, indem sie ohne besondere Aufmerksamkeit für die Person und Verfassung des Patienten nur auf seine generell entlastende Unterschrift Wert legt, kann die Vertrauenswürdigkeit der Institution nicht gerade erhöhen. Die Institution verhält sich jedenfalls dann nicht wie ein »Mandatar« (Freud, 1913c, S. 474)[16] des Patienten, der unter

---

16 Vgl. auch »Die Fehl-Leistung der Expansion ohne Rücksicht auf Verluste« (Kap. I/4.4, S. 37).

Umständen vorübergehend oder überhaupt gar nicht in der Lage ist, eigenverantwortlich eine Entscheidung zu treffen.

Zu den möglichen altersbedingten Verlusten zählen auch das Abnehmen der Aufmerksamkeit, der Vitalität und des Gedächtnisses. All solche kaum beeinflussbaren Veränderungen lösen oft massive narzisstische Ängste aus, die weiter zur Regression treiben können. Wenn Illusionen zerfallen und omnipotentes Denken seinen Projektionsraum in die Zukunft verloren hat, ist es, als ginge »die gute Brust« verloren (Loch, 1981; zit. nach Junkers, 2007, S. 159). Junkers fasst klar zusammen:

> »Einem Ideal der unendlichen Analyse im Sinne einer Selbstanalyse entspricht eine Haltung, die dem einzelnen eine Verantwortung übergibt. Entsteht eine Situation, in der diese nicht mehr vom einzelnen Individuum getragen werden kann, müsste sie unter Umständen von der institutionellen Gruppe mitgetragen und abgenommen werden« (ebd., S. 163).

Damit müsste die psychoanalytische Gemeinschaft und mit ihr jedes ihrer Mitglieder Verantwortung übernehmen.

Die häufig erwähnte Einsamkeit des Analytiker-Berufs verhindert nicht, dass man sich in schwierigen persönlichen Phasen trotzdem und dann vielleicht erst recht an die Kontakte mit der Vereinigung klammert. Diese selbst sollte aber beides können: Mitglieder halten und gehen lassen. Es gibt also auf beiden Seiten immer wieder kritische Entscheidungssituationen, bei denen die Selbstreflexion der Beteiligten ebenso bedeutsam erscheint wie die Art und Weise, in der eine Entscheidung durchgeführt wird.

2.2 Überalterung in psychoanalytischen Institutionen

Die Überalterung in den Vereinigungen ist ebenfalls häufig ein Thema, das in psychoanalytischen Institutionen unbehagliche Sorge hervorruft.

Es zählt zweifellos zu den positiven Besonderheiten der psychoanalytischen Gemeinschaft, dass sie auch für die Reflexion dieses Problems auf den Konferenzen der IPA und der EPF (Europäische Psychoanalytische Föderation) Raum schaffte. Dadurch konnten im geschützten Rahmen kleiner und großer Arbeitsgruppen *(Large Groups)* auch jene möglichen unbewussten Ursachen angesprochen werden, die so leicht verdrängt werden: nämlich dass eine Verjüngung der analytischen Vereinigungen nur dann gelingen kann, wenn keine zu großen Widerstände seitens der älteren Generation dagegen arbeiten. Der Generationenkonflikt wurde nicht tabuisiert, sondern thematisiert und damit der Weg zu einer individuellen Verarbeitung ermöglicht.

Man kann hier auch einen Zusammenhang sehen zwischen dem Umgang der Analytiker mit dem eigenen Alter und ihrer Einstellung zum Nachwuchs, die ja doch unweigerlich, wenn auch vielleicht nur latent, die Vorstellung des eigenen Endes der beruflichen Tätigkeit und des Lebens der älteren Analytiker beinhaltet. Diesbezügliche Ängste und Schuldgefühle können der Verdrängung anheimfallen, sodass hinter einer scheinbaren Aufnahmebereitschaft unreflektiert kaum zu bewältigende Hürden organisatorischer oder finanzieller Art aufgebaut werden für jüngere Studierende.

Leichter als über solche inneren Hindernisse zu reden ist es, die äußeren Gründe des Problems der Überalterung anzuschauen. Sie liegen in der heutigen Vielfalt therapeutischer Ausbildungsmöglichkeiten, die eine raschere berufliche Qualifikation in Aussicht stellen. Viele Psychotherapeuten wenden sich erst dann an psychoanalytische Institutionen, wenn sie eine Vertiefung ihres Wissens und eine Erweiterung ihrer therapeutischen Möglichkeiten suchen oder aus persönlichen Gründen.

»Jungfräuliche Kandidaten sind heutzutage selten«, meinte ein älterer Kollege einmal lächelnd im Hinblick darauf, dass die meisten, die nach einer Ausbildung zum Analytiker fragen, davor bereits irgendeine kürzere therapeutische Karriere ausprobiert haben. Selbst wenn etwas an der Psychoanalyse attraktiv erscheint, wird sie oft lange aufgeschoben, so als würde sie an sich schon von der zeitlichen Ordnung unabhängig sein. Äußere und innere Hindernisse verstärken diese Tendenz.

Das alles gab es zur Zeit Freuds nicht. Zur Entstehungszeit der Psychoanalyse – so sehr sie auch noch in ihren Anfängen steckte – konnte man sich nur dem »Gesamtpaket« der Analyse zuwenden, wenn man sich von irgendeinem ihrer Gedanken angezogen fühlte. Erst allmählich gab es immer mehr »Eklektiker« und »Schüler« Freuds, die einzelne Schwerpunkte setzten, wie etwa Alfred Adler mit seiner Betonung des Strebens nach Macht oder Viktor Frankl mit der Suche nach dem Sinn. Viele therapeutische Schulen greifen auch heute einen Aspekt tiefenpsychologischen Wissens heraus und konzentrieren sich darauf. Das ist einfacher und überschaubarer als die hochkomplexen psychoanalytischen Theorien und Hypothesen, die sehr viele Differenzierungen verlangen und für ihre volle Nutzung erst wieder »vergessen« werden sollten, um in der gleichschwebenden Aufmerksamkeit für jeden Einfall offen zu sein. Ich erinnere an Parsons, der von der inneren Stille des Analytikers spricht, die ihn erst erreichbar macht für den Analysanden und in der es keine technischen Regeln gibt (Parsons, 2012, S. 84).

Das ist nichts für Pragmatiker, die Manuale haben möchten oder für stürmische Jugendliche, die zusätzlich die Realität der Finanzierung im Auge haben müssen. Oft informieren sie sich sicherheitshalber allerdings gar nicht darüber, welche Möglichkeiten an Stipendien oder Darlehen in manchen psychoanalytischen Instituten für eine psychoanalytische Ausbildung existieren. Nichts eignet sich für die Ausblendung eigener innerer Widerstände besser als äußere, »objektive« Gründe.

Und doch gibt und gab es psychoanalytische Institutionen mit reichlich Nachwuchs. Das hängt unter anderem auch davon ab, wie sehr Jugendliche aus den verschiedensten Ländern willkommen sind in Institutionen. Die Britische Psychoanalytische Gesellschaft zum Beispiel zeigte immer schon besondere Offenheit für Studenten aus Übersee. Es ist aber erwähnenswert, dass es auch in dieser Vereinigung heute nicht mehr so viele junge Studenten gibt wie früher, als unter den Studierenden aus 19 Ländern auch eine Brasilianerin war, die schon mit 21 Jahren als schwangere Frau ihre Analyse begann (Kohon, 2018b, S. 6).

Kohon beschreibt auch, wie die Revolution, welche die Psychoanalyse hervorrief, unsere bisherige Beziehung zum Wissen auf den Kopf stellte, indem sie unsere libidinöse Verwicklung mit dem Wissen aufdeckte:

> »Aufgrund der Verbreitung anderer Therapien, der Vielfalt von Ausbildungen, die jetzt auf dem Markt angeboten werden und der Verwässerung psychoanalytischer Erkenntnisse habe ich den Verdacht, dass wir ironischerweise zu den frühen Tagen der psychoanalytischen Pioniere zurückgekommen sind. Trotz der scheinbaren Akzeptanz der Psychoanalyse, sind wir wieder in der Position, echten Mut aufbringen zu müssen, um an die Psychoanalyse zu glauben« (Kohon, 1986, S. 78; 2018b, S. 71f.).

Mut braucht es auch, um auf den Anschein von Sicherheiten zu verzichten, selbst wenn es diese in Wirklichkeit gar nicht oder nur beschränkt gibt, was ja den Verzicht erleichtern kann. Davon wird im nächsten Kapitel die Rede sein.

Offenbar brauchen selbst heutzutage nicht nur Psychoanalysen selbst ihre Zeit, sondern auch bereits die Annäherungen an diese in ihrem Vorfeld, sodass die Analysanden schon zu Beginn ihrer Analyse älter sind.

Manche zögern vielleicht auch, weil sie die Entwicklungen der Psychoanalyse verunsichern. Juliet Mitchell hat die damit verbundenen Probleme folgendermaßen zusammengefasst:

> »Die weitverbreitete Diffusion der Psychoanalyse in Myriaden von Therapien fällt mit der relativen Schwächung ihres eigenen Zentrums als eine klinische Praxis und der daraus stammenden Theorie zusammen. Psychoanalyse ist eine Disziplin, welche die harte tägliche 50-minütige Arbeit freier Assoziation seitens des Patienten verlangt und seitens des Analytikers die Suspendierung des Bewusstseins, um auf die unbewussten Effekte zu horchen, die Analytiker und Analysand, trotz aller Unterschiede, miteinander teilen« (Mitchell, 2000, S. 47).

Diese weitverbreitete Diffusion der Psychoanalyse erinnert an eine nahezu paranoid klingende Schreckensvision des Münchner Psychiaters Oskar Bumke. Er hatte noch zu Freuds Lebzeiten in den 1930er Jahren prophezeit: Freuds Psychoanalyse sei »durch 1000 Kanäle und Poren« (Zwettler-Otte, 2009, S. 13) selbst in solche Köpfe gesickert, die kaum den Namen ihres Urhebers kennen; sie müsse als das entlarvt werden, was sie in Wirklichkeit sei: eine Wissenschaft, die den Menschen alle Ideale raube. Freilich konnte auch Bumke nicht umhin, seiner Ambivalenz Ausdruck zu geben durch sein Zugeständnis, dass »meine eigenen Anschauungen vom Dualismus der menschlichen Seele, von sich durchkreuzenden Motiven [...] erst durch Freuds Ansturm gegen frühere, allzu primitive Anschauungen vorbereitet worden sind« (Tichy & Zwettler-Otte, 1999, S. 61).

3 Die Arbeit des Negativen innerhalb der Gruppen

> »Psychoanalysis is not what you think it is ...«
>
> *Michel de M'Uzan (2013, S. 144)*

Nicht nur diejenigen, die sich kaum ernsthaft für Psychoanalyse interessiert haben, sondern jeder läuft Gefahr zu glauben, sich selbst sehr gut zu kennen. Auch Psychoanalytiker stoßen bei sich immer wieder auf völlig Unbewusstes. Die Besten unter ihnen, die Meister der Fähigkeit, Unsicherheit auszuhalten (vgl. »negative capability« [Kap. VII/1]), dürften sich wenigstens nicht mehr darüber wundern, sondern ständig damit rechnen.

Green bezeichnete mit *The Work of the Negative* (1999) alle seelischen Tätigkeiten, deren Prototyp die »Verdrängung ins Unbewusste« ist und die auf dieser Verdrängung basieren. Der Terminus, den auch manche andere Psychoanalytiker aufgriffen, war der Philosophie entlehnt worden, er hatte aber nichts mehr mit der ursprünglichen Bedeutung im Sinne Georg Wilhelm Friedrich Hegels zu tun. »Die Arbeit des Negativen« beschränkt sich nicht nur auf das Ich und seine Abwehrmechanismen. Green (1999) zufolge breitet sie sich über den gesamten seelischen Apparat aus, sodass man ein Nein des Ichs, ein Nein des Über-Ichs und ein Nein des Es unterscheiden kann.

Es gibt ebenso viele Wege der Verdrängung wie Individuen. Variationen davon sind zum Beispiel die Verleugnung, die in der Verweigerung des Subjekts besteht, die Realität einer Wahrnehmung anzuerkennen; die Verneinung, die zwar Gefühle, Gedanken und Wünsche bereits klar formuliert, aber nicht als die eigenen anerkennt, sondern weiter abwehrt sowie die Verwerfung, eine radikale Abweisung, die keine symbolische Verarbeitung zulässt.

3.1 Ein Blick zurück zu den Fehl-Leistungen

Im ersten Kapitel habe ich die Konflikte zwischen den Instanzen anhand einiger Beispiele von möglichen »Fehl-Leistungen« bereits beschrieben. Sie haben gemeinsam, dass »verdrängte, unbewusste Motive« am Werk sind und als schleichende, kaum bemerkte Prozesse stören, zerstören und auflösen können, während auf der bewussten Ebene Fortschritt angestrebt und gesehen wird und Dilemmata sowie Gefahren ausgeblendet werden.

Die Verdrängung, die selbst unbewusst bleibt, ist ein innerpsychischer Vorgang im Individuum. Die Arbeit des Negativen wird in den psychoanalytischen Instituten dann ein Problem der Gruppe, wenn die Verdrängungen einzelner Individuen von der Arbeitsgruppe, von den Vertretern der Institution, übernommen, geteilt und in Taten umgesetzt werden.

So können etwa seitens des Individuums unreflektierte »symbiotische Bedürfnisse« die ohnehin immense unbewusste Bedeutung der Institution derart übersteigern, dass sie bei Enttäuschungen als übermächtig, überfordernd und vernichtend erlebt wird, während die Sehnsucht nach Befriedigung weiter wuchert. Ein dauerhaft unbefriedigter Zustand kann zum Rückzug führen. Für die Institution würde das bedeuten, dass immer weniger Mitglieder für Funktionen zur Verfügung stehen.

Seitens der Institution bzw. ihrer Repräsentanten können sich auf ähnlich unrealistische und undifferenzierte Weise omnipotente Vorstellungen so auswirken, dass Mitglieder nicht nur mit übermäßigen Ansprüchen zurückgewiesen, sondern generell »instrumentalisiert« werden und auch ihre realitätsgerechten Ansprüche unberücksichtigt bleiben. Wehren sich einzelne Individuen dagegen, dann werden sie in (oft unbewusst) feindseliger, destruktiver Intention als Hindernis großer Pläne abgelehnt und ignoriert. Das kann zur Auflösung oder zum Ausblenden alter Bindungen und in der Folge zur kompensatorischen Verstärkung narzisstischer Bestrebungen Einzelner führen. Wenn die möglicherweise oft allzu großen, vom Über-Ich und Es diktierten Projekte dann kaum mehr genug Zeit lassen für die intensive Arbeit hinter der Couch, kann es für die Psychoanalyse tatsächlich zu der von Mitchell erwähnten »relativen Schwächung ihres eigenen Zentrums als eine klinische Praxis und der daraus stammenden Theorie« (2000, S. 47) kommen.

Sobald die auf eigener Erfahrung basierende Sicherheit der Wirksamkeit der Analyse verloren geht, vergrößert sich die Gefahr eines kompensatorischen Übereifers, die Unsicherheit durch eine Schein-Sicherheit zu ersetzen und die Effizienz der Psychoanalyse »den anderen zu beweisen« durch Expansion und Anpassung an Kriterien, die der Eigenart der Psychoanalyse nicht gerecht werden. Die Motive des Eifers bleiben häufig unbewusst und können als notwendige Öffentlichkeitsarbeit oder interdisziplinäre Bestrebungen deshalb so leicht rationalisiert werden, weil diese Verbindungen ja tatsächlich wichtig sind, wenn ihnen nicht unter Missachtung der realistischen Möglichkeiten und der unverzichtbaren Rahmenbedingungen der Psychoanalyse alles geopfert wird.

Wir sehen hier deutlich das Ineinandergreifen des individuellen und des kollektiven Unbewussten. Martin Teising hat unlängst von dem ständigen Stoffwechsel gesprochen: »[...] das individuelle Unbewusste ist stets auch Teil des kollektiven Unbewussten und das kollektive dringt in das individuelle« (Teising, 2018, S. 6). Ähnliche Überlegungen haben wir bereits im Abschnitt über »Die Fehl-Leistungen der Unterschätzung symbiotischer Bedürfnisse (Kap. I/4.1) durch Blegers Buch *Symbiosis and Ambiguity* (2013 [1967]) kennengelernt.

3.2 Unsicherheiten statt Sicherheiten

Wir haben den oft verunsichernden Kontrast von intensiver Arbeit in der eigenen Analyse und dem Vereinsleben als eine spezifische Herausforderung gesehen, die vom Individuum, ob nun als Mitglied oder in der Funktion eines Repräsentanten der psychoanalytischen Institution, zu meistern ist. Und wir haben die »Zeitlosigkeit des Unbewussten« als einen wesentlichen Aspekt psychoanalytischer Arbeit herausgegriffen, der in anderen Berufen nicht derart viel Gewicht hat und sich auswirken kann, zum Beispiel durch eine verstärkte Gefahr der Verleugnung des eigenen Alterns mit seinen Einschränkungen der Arbeitsfähigkeit und den damit verbundenen Konsequenzen.

Aber nicht nur diese beiden Umstellungen vom Individuellen auf die Gemeinschaft und von den verschiedenen verschwimmenden zeitlichen Ebenen in der analytischen Arbeit auf die übliche reale zeitliche Struktur mit ihrem häufigen Zeitdruck können irritieren.

Auch der bereits erwähnte Wettbewerb mit den vielen anderen psychotherapeutischen Richtungen kann durch häufiges Drängen auf Rechtfertigung des für die Psychoanalyse nötigen Zeit- und daher auch Geldaufwands unangenehm sein und verunsichern. Mühsam sind solche Debatten meist vor allem dadurch, dass die Sachebene mit der emotionalen sehr stark vermischt wird und dies kaum jemals einer der Beteiligten sehen kann.

Das weitverbreitete Unwissen in der Öffentlichkeit darüber, was Psychoanalyse ist, hat immanente Gründe: Zunächst die gängige subjektive Überzeugung, dass jeder wüsste, was in ihm vorgeht, was ihm fehlt oder ihn glücklich oder krank machen würde, sodass ihm die Analyse nur sagen könnte, was er ohnehin schon wisse. Das tatsächliche Nicht-Wissen wird also im Vorfeld abgewehrt, aus denselben unbewussten Motiven, welche die Verdrängung und den Widerstand nähren: Schmerz und Unlust sollen vermieden werden und konflikthafte Lust soll geheim bleiben. Eine Überzeugung von der Existenz des Unbewussten ist nur durch die Erfahrung zu gewinnen, dass das Auftauchen von

Verdrängtem zunächst Widerstand auslöst und erst sein Erkennen und Überwinden angestrebte Verbesserungen ermöglichen kann. Eine einigermaßen realistische Vorstellung von der Methode der Psychoanalyse ist nicht durch Information allein zu vermitteln. Die ambivalente Rezeption der Psychoanalyse zeigt beides: die Anziehung der Themen, die in irgendeiner Verbindung mit Lust oder Vermeidung von Unlust stehen und die oft darauf folgende Abwehr solcher »Versuchungen« – eine Art Beteuerung, dass die Unschuldsvermutung gilt und man stolz verkünden kann: »Gott sei Dank, ich bin nicht so!« Es ist der »Widerstand«, der sich auch in jedem Individuum regen kann, sobald Inhalte auftauchen, die unwillkürlich und unbewusst verdrängt werden mussten. Dadurch ist, neben anderen Faktoren, der Weg zum allgemeinen Verständnis, worum es geht, oft verbaut.

Gleichzeitig verhärtet sich der Widerstand wohl oft auch durch die neidvolle Ahnung, dass die Psychoanalyse doch etwas »Interessantes« anbietet, das einen selbst betrifft, das aber entgegen der Annahme, dass man über sein eigenes Seelenleben Bescheid weiß, nicht ohne Anstrengung und nur unter bestimmten Bedingungen zu haben ist. Viele bleiben ein Leben lang im Dunstkreis der Psychoanalyse, ohne sich jemals wirklich in ihre Nähe zu wagen; und sogar dieser andauernde Aufenthalt im Halbschatten von Ahnung und Rückzug scheint manchem eine gewisse Stabilität zu gewähren.

Eine beliebte Begründung eines solchen erstarrten Kompromisses zwischen Annäherung und Distanzierung ist der Hinweis, dass ja auch psychoanalytische Institutionen nicht immer den Eindruck von Stätten des Friedens und des weisen Einvernehmens erwecken, sonst wären die auch an die Öffentlichkeit dringenden Abspaltungen und Konflikte zwischen angrenzenden Vereinigungen und Gesellschaften nicht so zahlreich. Diese könnten doch wohl nur auf ungeklärte Verhältnisse und Differenzen zwischen den verschiedenen Instituten zurückzuführen sein. Allein das Verhältnis zwischen den psychoanalytischen Instituten und den Gesellschaften der psychoanalytisch orientierten Psychotherapie ist selbst gebildeten Erwachsenen und sogar Ärzten unklar.

Das ist wieder ein Beispiel dafür, wie die unbestreitbare äußere Realität schwieriger und oft unzureichender Öffentlichkeitsarbeit und fehlender Klarstellungen auf der Seite von uns Analytikern zusammenspielt mit der öffentlichen Ambivalenz, die ohnehin zur Aufrechthaltung ihres Gleichgewichts oft lieber keine genaueren Informationen haben oder hören will. Wenn dann von uns eine Randstellung der Psychoanalyse im akademischen Bereich, wie Erlich (2009, 2013) sie vorschlägt, nicht ertragen wird und wir uns eher abkämpfen mit Versuchen, Evidenz unter für die psychoanalytische Arbeit ungeeigneten Bedingungen nachzuweisen, kann das mit der Verleugnung unserer spezifischen und daher begrenzten Möglichkeiten oder mit einem Mangel an der in unserem Beruf nötigen Fähigkeit, Unsicherheit auszuhalten, zusammenhängen. Vielleicht ist die Suche nach öffentlicher Bestätigung aber auch dann besonders groß, wenn wir unbewusst selbst verunsichert sind.

> »Es wäre nicht zu verwundern, wenn durch die unausgesetzte Beschäftigung mit all dem Verdrängten, was in der menschlichen Seele nach Befreiung ringt, auch beim Analytiker alle jene Triebansprüche wachgerüttelt würden, die er sonst in der Unterdrückung halten kann« (Freud, 1937c, S. 95f.).

Mit diesem Satz macht Freud auf eine »Gefahr der Analyse« (ebd.) für den Analytiker aufmerksam, die zweifellos charakteristisch für unseren Beruf ist. Er vergleicht sie mit der Wirkung von Röntgenstrahlen, die bei unvorsichtigem Hantieren bedrohlich sind und betont die Notwendigkeit, dieser Gefahr zu begegnen:

> »Es kann nicht zweifelhaft sein, auf welche Weise. Jeder Analytiker sollte periodisch, etwa nach Verlauf von fünf Jahren, sich wieder zum Objekt der Analyse machen, ohne sich dieses Schrittes zu schämen. Das hieße also, auch die Eigenanalyse würde aus einer endlichen eine unendliche Aufgabe, nicht nur die therapeutische Analyse am Kranken« (ebd.).

Hören wir nach dem sehr klaren Rat plötzlich aus den Konjunktiven (*hieße* statt heißt, *würde* statt wird) des letzten Satzes irgendeine Unsicherheit heraus? Vielleicht vermeidet Freud die Direktive, weil er es offenlassen will, ob er an Selbstanalyse denkt, wie er sie immer wieder betrieben hat, oder daran, dass man sich an einen Kollegen wenden soll. Die Vorsicht scheint in der empathischen Ahnung Freuds begründet zu sein, dass auch diese berufliche Anforderung im Umgang mit unseren Äquivalenten der Röntgenstrahlen oft Unbehagen auslösen wird, bevor man nach längerem Zögern zu einer kritischen Entscheidung darüber kommt, was nötig ist. Dabei ist es sicherlich gleichgültig, ob die innere Unruhe mehr von den Patienten ausgelöst wird oder von dem, was im eigenen Unbewussten vorgeht.

Claudio Laks Eizirik hebt bei Freuds Empfehlung einen wesentlichen Aspekt hervor, weil er nicht an unsere persönlichen Risiken und Probleme rührt, sondern an unser Können. Eizirik schreibt: »[...] dass unsere Ausbildung niemals endet und dass – neben anderen weisen Ratgebern – Freud uns den Rat hinterlassen hat, von Zeit zu Zeit auf die Couch zurückzukehren, *um die Nähe zu unserem eigenen Unbewussten wiederzufinden*« (2010, S. 375). Freilich sollten wir wohl bei der »niemals endenden Ausbildung« unser Alter nicht verleugnen. Aber wir können einen Rat eher annehmen, wenn ein narzisstischer Gewinn – die Rückeroberung größerer Nähe zum Unbewussten – winkt, als die narzisstische Kränkung, dass die für die Ichfunktionen günstigsten psychischen Bedingungen der Reparatur bedürfen.

3.3 Ambivalenz statt realitätsgerechte Anerkennung

Wir stoßen in den heutigen Stellungnahmen der Öffentlichkeit auf deutlich wenig veränderte Reaktionen, welche die Psychoanalyse von ihrer Entstehung an hervorrief. Die damals neue Wissenschaft wurde nämlich *keineswegs totgeschwiegen, wie es Freud selbst empfand und seine Mitarbeiter weitergaben, sondern mit Neugier, Rivalität und häufig autodidaktischen Aneignungsversuchen aufgegriffen und beurteilt, manchmal idealisierend, manchmal abwertend oder kritisierend.* Anziehung und Abstoßung hielten sich oft die Waage, und die Dynamik der Auseinandersetzung mit der Psychoanalyse hatte häufig den Charakter eines Machtkampfes. Neugier und Neid, Faszination und Ablehnung kämpften miteinander. Oft wurde Freud eine Art Handel vorgeschlagen: Er solle die Bedeutung der Sexualität relativieren, dann würde man seiner Lehre mehr Anerkennung zollen. Dass Freud aus guten Gründen den Begriff der Sexualität erweitert hatte zur Psychosexualität, wurde kaum zur Kenntnis genommen oder sogar abgelehnt.

Im Grunde genommen begegnet uns heute wie damals starke Ambivalenz. Es ist aber eigentlich nicht erstaunlich, dass sich am Widerstand gegen die Psychoanalyse und seinen Argumenten weniger ändert, als es ein naiver Fortschrittsglaube annehmen möchte. Schon in der dritten Analytikergeneration erkannte Piet J. van der Leeuw, dass zwar die Zeitgenossen Freuds tot und ihre individuellen Gefühlsbeziehungen vergangen sind, »aber die Prozesse, die sich damals abspielten, existieren auch heute noch, auch wenn die handelnden Personen gewechselt haben und ihre Zahl gewaltig angewachsen ist« (Tichy & Zwettler-Otte, 1999, S. 27, 97f.).

Es liegt einfach in der Natur des Gegenstands, dass er – sobald er berührt oder ein Echo hervorruft – dieselben Schwingungen von Anziehung und Abstoßung erzeugt. Als Analytiker sind wir davon nicht ausgenommen; wir unterscheiden uns bestenfalls durch unser Wissen darum. Das ist schon viel wert, denn es ermöglicht in vielen Fällen, ein blindes Ausgeliefert-Sein zu ersetzen durch erkennendes und korrigierendes Mit- oder Gegen-Steuern. Mit anderen Worten: In verschiedensten Verkleidungen tauchen Krisen auf, in denen wir Entscheidungen treffen könnten und sollten. Die eigene Unsicherheit der Beweisforderung anderer zuzuschieben ist wohl die häufigste Maskierung.

3.4 Der selbst auferlegte Beweiszwang

Jemandem ohne analytische Erfahrung Psychoanalyse erklären zu wollen kann nur sehr beschränkt gelingen. Der Versuch, mit quantitativen Methoden Evidenz zu demonstrieren, führt leicht in eine Sackgasse. Es ist ein Bemühen, sich den Richtlinien anderer Wissenschaften zu unterwerfen, doch deren Theorien stehen »unter einem selbsterzeugten doppelten Druck – unter Leistungsdruck, weil sie ihren Gegenstand vollständig erklären wollen/müssen, und unter Legitimationsdruck, weil sie darüber Auskunft geben müssen, was sie warum tun« (Schülein & Reitze, 2016, S. 11). Die Wege der freien Assoziation und der gleichschwebenden Aufmerksamkeit haben aber intuitiven Charakter und lassen sich nicht ohne Weiteres registrieren.

Die Produktion neuer Erkenntnisse hat generell nicht nur mit Arbeit, sondern auch viel mit Kreativität zu tun, denn Arbeit »muss psychisch so eingebettet und aufgeladen sein, dass sie Grenzen überschreiten und Neues generieren kann« (ebd., S. 257). Aber Kreativität ist ein Begriff, von dem der Wissenschaftstheoretiker Johann August Schülein anmerkt: »Dieser Faktor ist in der Wissenschaftsgeschichte wenig bis gar nicht bedacht worden; die moderne Wissenschaftstheorie klammert ihn fast völlig aus« (ebd.). Der Grund dafür dürfte die Vermeidung solcher »unwissenschaftliche[n] Zustände von Kontrollverlust« sein, wie sie als Leidenschaft und Besessenheit mit Kreativität verbunden werden, während doch die »Wissenschaft eher ein Hintergrundideal vollkommener Rationalität, völliger Kontrolle und reiner Logik« anstrebt (ebd.).

Man kann ermessen, wie sich all dies für die Psychoanalyse auswirken muss, die das Unbewusste, die Negation des Wissens entdeckt hat und genötigt war, diese Entdeckung zu ihrem Hauptgegenstand zu machen.

Dieser Umstand unterscheidet demnach auch unsere Disziplin von anderen Fachgebieten, die ihr Wissen eher präsentieren können, während sich die Psychoanalyse eben mit dem Nicht-Wissen, dem Unbewussten befasst (Erlich, 2009), dessen Entdeckung besonders mühsam und von subjektiven Faktoren sowie von intuitiven Fähigkeiten abhängig ist.

In gewisser Weise sitzen Analytiker immer zwischen zwei Stühlen, dem Thron der reinen Wissenschaft und dem Sitz der Kunst, der einmal als wackeliger Hocker und ein andermal als himmlische Wolke erscheint. Kohon formulierte es bereits 1999 treffend: Wenn Analytiker schreiben, tun sie es auf Kosten ihrer Patienten, ihrer Familien und ihrer Freunde. Denn es ist schwierig, die Sorgfalt, die ihre Praxis von ihnen als Therapeuten verlangt, mit der Freiheit zu vereinen, die für kreative Arbeit erforderlich ist. Im Gegensatz zu Künstlern sind sie streng gebunden an ihre professionelle Ethik und persönlichen Verpflichtungen, und sie können nie ganz »auf die andere Seite« (Kohon, 1999a, S. 89) wechseln, um sich ausschließlich der Kunst zu widmen, wie es Künstler häufig für sich beschlossen haben.

Es gibt außerhalb der psychoanalytischen Situation keine auf einfacher Evidenz basierende Sicherheit vorzuweisen; stattdessen gibt es Widersprüche und Heterogenität. Damit aber steht die Psychoanalyse nicht alleine da, wie Schülein gezeigt hat:

> »Denn es gibt ›*die*‹ Erkenntnistheorie bzw. ›die‹ Wissenschaftstheorie ebenso wenig wie ›*die*‹ Psychoanalyse. Bei näherem Hinsehen zeigen auch sie sich als ein heterogenes Feld von disparaten und sich widersprechenden Diskursen – eine Ähnlichkeit, die im Übrigen nicht zufällig ist« (Schülein, 2015, S. 48 [kursive Hervorheb. i. O.]).

Auch in der neueren Erkenntnistheorie ist nicht mehr von definitiver »Wahrheit« die Rede, sondern nur von dem,

> »[…] was in einem bestimmten Rahmen als wahr definiert wird. […] Man kann diese Entwicklung auch als Entlastung und als Erreichen der ›depressiven Position‹ sehen: Erkenntnis- und Wissenschaftstheorien stehen

> nicht mehr unter dem Zwang, etwas Unbegründbares begründen zu müssen und den einzelnen Wissenschaften vorschreiben zu müssen, was sie tun sollen (also besser zu sein, als sie es sind)« (ebd., S. 51).

Wenn die moderne Wissenschaftstheorie bescheidener werden konnte, warum bemühen sich dann noch immer manche Analytiker um den Beweis von Unbeweisbarem und hören auch nicht auf die Warnung aus ihren eigenen Reihen (vgl. Erlich, 2009, 2013)?

Tatsächlich hat der Verzicht auf die »heroische Wahrheitsidee« zur Erweiterung geführt, indem sich nun immanente Begründungsprobleme und »auch die Verstrickung von Erkenntnisprozessen in die Umstände – Zeitgeist, Machtverhältnisse, institutionelle Bedingungen« (Schülein, 2015, S. 51) zeigten. Vor allem Letzteres ist für unser Thema von Bedeutung. *Methoden und Theorien sind, selbst wenn sie gut sind, von ihrer kreativen Verwendung abhängig; und diese wiederum steht in Verbindung zu der emotionalen Atmosphäre einer Institution.*

Schülein weist auch auf die Schwierigkeit des Austausches mit der Umwelt hin: Während Chemiker nicht befürchten müssen, dass »Laien« ihre Formeln bezweifeln, müssen Psychoanalytiker ebenso wie Soziologen oder Historiker sehr wohl damit rechnen, dass ihre Befunde missfallen und deshalb abgelehnt werden. Alle diese Schwierigkeiten sollen aber nicht abschrecken und nicht zur Isolierung führen, die schädlicher wäre. Stattdessen sollten Konstanz, Kreativität, Kritik und Kooperation zum produktiven Umgang mit den Problemen führen (ebd., S. 63).

Bei all diesen Hindernissen der Zusammenarbeit oder der Öffentlichkeitsarbeit sind die eigentlichen emotionalen Hintergründe und mehr oder weniger offenen Konkurrenzkämpfe kaum zu übersehen.

Noch schwieriger haben es natürlich die Psychoanalytiker, wenn sie Themen berühren, gegen die sich bei vielen offener Widerstand regt. Es entsteht dann das Dilemma, ob sie entweder schweigen, ausweichen oder den ebenfalls problematischen und hoffnungslosen Versuch unternehmen sollen, gegen die hochgefahrene Abwehr anzukämpfen.

Eine aus solchen Situationen resultierende gewisse feindselige, vorwurfsvolle Haltung der Öffentlichkeit wirkt oft belastend, auch für diejenigen, die uns etwa gegenüber den Krankenkassen vertreten.

Mit diesen Beispielen wird unter anderem die Position und Funktion der eigenen Vereinigung innerhalb größerer Gruppen sichtbar: in der Öffentlichkeit, im Gesundheitswesen, aber auch innerhalb der Internationalen Psychoanalytischen Vereinigung. Auch hier gibt es Gesetze und Grenzen, die man als Mitglied einer Institution anerkennen muss, was manchmal auf kaum auflösbare Schwierigkeiten stößt. So unterscheidet sich zum Beispiel die Sicht eines Juristen, der sich mit den allgemeinen Psychotherapiegesetzen befasst, unter Umständen erheblich von der eines Analytikers, wenn es um die Absageregelung vereinbarter Therapiestunden geht. Ersterer wird nicht ohne Weiteres das Risiko einer negativen therapeutischen Reaktion im Blick haben, während aus analytischer Perspektive der Widerstand deutlich sichtbar sein kann. Wie John Forrester (2000) in seinem Beitrag »What Kind of Truth?« schreibt, gibt es für verschiedene Gruppen und Subjekte oft auch verschiedene Wahrheiten, die alle erst im Licht ihrer eigenen Forschung (und dazu gehören zweifellos deren Arbeitsbedingungen) wirklich verstanden werden könnten.

Auch Erlich (2009) weist darauf hin:

> »Das Dreigespann von Gesellschaft, Individuum und Psychoanalyse ist keine harmonische Familie ohne Spannungen und Konflikte. Die scheinbar erfolgreiche Integration der Psychoanalyse in die herrschende Kultur ist problematisch« (ebd., S. 114).

3.5 Implizite Theorien – Macht und Ohnmacht von Konzepten

1983 machte Sandler darauf aufmerksam, dass es nicht die offiziellen Theorien, Konzepte oder Modelle sind, welche die reale klinische Praxis der Analytiker leiten, sondern ihre *impliziten* Theorien, die sie tatsächlich in ihrer Arbeit mit den Analysanden verwenden. Diese *impliziten Konzepte* oder *Modelle* sind das Ergebnis vielfacher Faktoren. Es ist die permanente Weiter-Verarbeitung der erlernten, offiziellen Theorien, welche die Analytiker aufgenommen und verinnerlicht haben, über unbewusste und vorbewusste Faktoren bis zu allen Erfahrungen in ihren Beziehungen zu ihren Patienten, aber auch innerhalb ihrer psychoanalytischen Gruppe oder Schule (Canestri, 2006).

Die Bedeutung solcher impliziten Theorien für die weitere theoretische Entwicklung hat eine Gruppe von europäischen und amerikanischen Psychoanalytikern zu ihrem Forschungsgegenstand gemacht. Die Ergebnisse wurden 2006 in dem Band *Psychoanalysis – From Practice to*

Theory von Jorge Canestri veröffentlicht und in einer Fortsetzung 2012 unter dem Titel *Putting Theory to Work* von ihm herausgegeben.

Damit wurde die entscheidende Rolle der Subjektivität und der Individuen deutlich; und ebenso die ständigen Umformungen und Wieder-Bearbeitungen. Aus ihnen können sich mächtige und einflussreiche Weiterentwicklungen ergeben. Aber – so warnt Canestri nachdrücklich – man darf auch das negative Potenzial solcher impliziten Theorien nicht übersehen. Er verweist auf die Sprachverwirrungen innerhalb der psychoanalytischen Terminologie, auf die zunehmende Verschwommenheit der Konzepte und den Narzissmus der kleinen Differenzen. Der etymologischen Bedeutung des Wortes völlig entsprechend verweist *implizit* auf das, was ein Urteil, ein Konzept oder eine Tatsache enthält, ohne dass es ausdrücklich ausgesprochen wird, eingehüllt und fusioniert mit anderem, verbunden mit Privatem und Vorbewusstem, das in deskriptiver Weise unbewusst ist.

Vereinfacht ausgedrückt: Man weiß nie, was die einzelnen Analytiker aus einem von einer Arbeitsgruppe geschaffenen und eingeführten Konzept machen und ob sie es im Sinn ihrer Urheber, anders oder gar nicht verwenden werden. Und noch weniger wüsste man, was unbewusst im impliziten Gebrauch einer expliziten Theorie einfließt, was sich gleichsam in den Falten des Konzepts versteckt hat – im- und explizit kommen vom lateinischen »plicare« (falten) –, und aus welchen persönlichen Gründen. Und das ist auch den einzelnen Individuen gewöhnlich unbewusst, wenn sie nicht etwas zur Selbst-Reflexion drängt.

Michael Diercks (2018) hat vor Kurzem einen interessanten Beitrag über die Diskrepanz zwischen den klinischen psychoanalytischen Konzepten, die wir oft mit großer Überzeugung vertreten, und unserer tatsächlichen psychoanalytischen Praxis veröffentlicht. So zeigt er unter anderem an Freuds »Fall Dora«, dass Freud sein eigenes, präzise ausgearbeitetes Konzept der Übertragung in der Praxis nicht zur Anwendung bringen konnte.

Wenn wir wie Michel Foucault auch daran denken, dass im Diskurs Konzepte eine Macht-Funktion haben, so kann diese – bewusst oder unbewusst – wirksam werden. Sie kann anziehen und dazu motivieren, sich einem dominierenden Konzept anzuschließen oder aber dagegen zu kämpfen. Gleichzeitig erscheinen Konzepte, wenn sie einigermaßen durchdacht aussehen, oft als Garanten von Objektivität und Richtigkeit. Selbst wenn sie noch nicht angewendet und erprobt wurden, zeigt häufig schon deren eindrucksvolle optische Aufbereitung – ob mittels

PowerPoint oder Konvolut –, dass ein wesentlicher Schritt zur Realisierung getan wurde (vgl. auch Kap. IV).

Freilich enthält das ursprüngliche lateinische Wort »implicare« auch einen deutlichen Hinweis auf eine Intention: *Einwickeln, verknüpfen, umschlingen* und *verwickeln* können durchaus bewusste und gewiss zielstrebige Handlungen sein. Bewusstes und Unbewusstes kann zusammenfließen. Erinnern wir uns an Kohons bereits 1999 veröffentlichten Hinweis: »Alle psychoanalytischen Theorien sind libidinös, geschaffen vom Begehren ihres Autors. Geschaffen heißt: nicht nur durch seine Einsichten, sondern auch durch das, was in ihm unanalysiert bleibt, vielleicht sogar unanalysierbar« (Kohon, 1999b, S. 156).

3.6 Der Austausch unter Analytikern

Eine psychoanalytische Institution, die eine berufliche Ausbildung anbietet, verpflichtet sich grundsätzlich dazu, dass erfahrene Analytiker ihr Wissen an die Studierenden weitergeben.

Gleichzeitig benötigen selbst die erfahrensten Analytiker immer wieder die Distanz eines ebenfalls ausgebildeten Kollegen, um schwierige analytische Gegebenheiten besser zu verstehen und zu bewältigen. Der Austausch ist also zu Beginn einer analytischen Karriere unerlässlich und auch später sporadisch notwendig.

Deshalb sind Ausbildungslehrpläne und Kongresse durchaus sinnvolle Einrichtungen; ebenso wie Supervisionen, ob einzeln oder in Gruppen, ob nach Lehrplan oder während der späteren Jahre. Dennoch wird häufig festgestellt, dass es einerseits sehr viele Kongresse gibt und andererseits immer wieder die Klage laut wird: »Keiner hört zu!« (vgl. Kap. I/4.3 und Kap. VIII).

Donnet, ein in Institutsfragen sehr erfahrener (und wie er schreibt, etwas entmutigter) Ausbildungsanalytiker der Pariser Psychoanalytischen Gesellschaft, hat sich unter anderem sehr mit dem »interanalytischen Austausch« beschäftigt und vorausgeschickt, dass die praktische Umsetzung institutioneller Prinzipien immer auch von den historischen Umständen und den Protagonisten abhängt. Für die Tätigkeit des supervidierenden Analytikers hat er die Formulierung »Zuhören in der zweiten Reihe« (»ecoute en second« [Donnet, 2016]) geprägt. Donnet bezeichnet die Supervision, die für jeden Analytiker in seiner Praxis einen zentralen Stellenwert habe, als eine paradigmatische Form des interanalytischen Austausches. Findet Supervision nicht unter vier Augen, sondern in einer Gruppe statt, ist beides zu bedenken: Einerseits stehen die Gruppen-Effekte der subjektiven Arbeit im Weg, andererseits fungiert die Gruppe gleichzeitig als Schutz gegen diese Effekte. Gruppensupervision stellt eine Übergangsfunktion dar zwischen der geheimen Intimität der Sitzung und dem notwendigen klinischen Austausch. Dabei wird das Gebot der Geheimhaltung der Sitzung gemeinsam übertreten und gleichzeitig durch das Siegel der Vertraulichkeit doch aufrecht gehalten. Das »Zuhören in der zweiten Reihe« kann zum »schöpferischen Rückblick« werden, bei dem versucht wird, die Methode als »Weg zu rekonstruieren, den man gegangen ist, ohne sich dessen klar bewusst zu sein« (ebd., S. 432). Donnet verweist auch auf die Ähnlichkeit, die dieser Vorgang mit der Aufeinanderfolge von freier Assoziation und Deutung in der Nachträglichkeit hat, jener späteren, aufgrund neuer Erfahrungen ermöglichten Umarbeitung und spontanen Schaffung eines neuen Sinns und neuer psychischer Wirksamkeit vergangenen Geschehens. Der Lehranalytiker des Supervisanden, der seinen Fall vorstellt, sollte während einer solchen Arbeit an klinischem Material »weggedacht« (»absenter«) werden. Dieser Hinweis spielt zweifellos auf die bereits früher erwähnte Gefahr einer Fehl-Leistung an, die in der (unbewussten) Beurteilung eines Lehranalysanden nach seinem analytischen »Stammbaum« besteht.

Besondere Erwähnung verdienen auch die veränderten Ausbildungsbedingungen, die den »Rahmen des Rahmens« (ebd., S. 433) der Psychoanalyse darstellen: Außer dem Alter der Studierenden haben sich auch andere Umstände verändert: ihre vorangegangene Ausbildung, ihr beruflicher und gesellschaftlicher Status usw., vor allem aber haben sich bei den Patienten die Gegebenheiten in Bezug auf ihre psychopathologische Struktur, ihr Anliegen und ihre zeitlichen sowie finanziellen Möglichkeiten gewandelt. Es wurde für angehende Kollegen in dem Umfeld großer psychotherapeutischer Konkurrenz oft schwierig, einen »wirklichen Analysefall« zur Supervision zu bringen. Die psychoanalytischen Beratungsstellen und Ambulatorien[17], die manche Institute eingerichtet haben, spielen daher eine große Rolle. Die Supervisoren verhalten sich meist flexibel, versuchen die analytische Situation komplexer zu betrachten und Vorarbeit für eine mögliche spätere kontinuierliche

17 In Differenzierung dazu wird »Ambulanz« im österreichischen Sprachgebrauch in Verbindung mit einem Spital verwendet.

analytische Arbeit zu leisten. Donnet fügt aber hinzu, dass sich das »sowohl zum Guten wie zum Schlechten wenden kann!« (ebd., S. 434).

Es ist also keineswegs leicht, das Ziel der Ausbildung zum Analytiker zu erreichen und die Chance schätzen zu lernen, dass man seine Gegenübertragung vertraulich mit einem Dritten besprechen kann, um die in der eigenen Analyse erworbene Fähigkeit zu entfalten und »die Übertragungsbewegungen des Patienten über die Wahrnehmung der Abkömmlinge des eigenen Unbewussten zu hören oder zu erraten« (ebd., S. 435). Als »der neue Analytiker« kann der Supervisor beim Supervisanden »durch die Identifizierung mit einer fortan geteilten analytischen Funktion einen Prozess der Desidentifizierung« (ebd., S. 436f.) (wohl vor allem vom eigenen Analytiker) in Gang setzen, ohne sein narzisstisches Gleichgewicht zu bedrohen. Dazu muss ein »Vertrauensniveau in die Funktion des Dritten« entstehen, die dem supervidierten Analytiker die Entfaltung seiner in der eigenen Analyse erworbenen Fähigkeit ermöglicht, »die Übertragungsbewegungen seines Patienten über die Wahrnehmung der Abkömmlinge seines eigenen Unbewussten zu hören oder zu erraten« (ebd., S. 435ff.). Das Gelingen einer Supervision – ob validierend oder nicht – hängt davon ab, ob »ein geteilter sublimierender Genuss vorherrschend« (ebd., S. 437) war.

Mit Bezug auf Supervisionsgruppen, die ja den Rahmen für ein individuell-kollektives Denken anbieten, verweist Donnet auf Piera Aulagniers Ausdruck der »frei schwebenden Theoretisierung«, die gemeinsam praktiziert werden kann (zit. nach Donnet, 2016, S. 442). Und er meint: »Es ist das, was man von einem Austausch unter Subjekten erwarten kann, *die Analysanden bleiben müssen, um Analytiker zu werden* und eine theoretisch und institutionell definierte Funktion zu erreichen« (ebd., S. 442) und damit aber auch die Kluft zwischen der gemeinsamen Theoretisierung und der Einzigartigkeit jeder Psychoanalyse anzuerkennen.

3.7 Bye-bye, sexuality?

»Bye-bye, sexuality« lautet der Titel (ohne Fragezeichen) eines Beitrags von Kohon (2018c) in Rosine Jozef Perelbergs (2018) britisch-französischem Dialog über psychische Bisexualität. (Der Hinweis auf die britische und die französische Psychoanalyse scheint mir wichtig, weil beide theoretischen Perspektiven berücksichtigt werden.) Kohon beginnt mit der Klarstellung, dass das psychoanalytische Konzept der Sexualität fortgesetzt missverstanden und verwirrt wird. Würde tatsächlich Sexualität, wie Freud sie erweiternd definiert hat, aus dem Fokus der Psychoanalyse verschwinden und wir Psychoanalytiker dies mit stolzem, modernem Fortschrittsglauben verursachen und zulassen, so müsste man das als eine ernste Bedrohung der Psychoanalyse und als eine Meisterleistung der Arbeit des Negativen sehen. Es würde einen Grundpfeiler von Freuds Psychoanalyse zum Einsturz bringen.

Kohon betont, dass Freuds Sexualität keinen festen Boden oder sicheren Weg in eine bestimmte Richtung offeriere; nichts, was man erreichen oder mit sicheren kulturellen oder sozialen Erklärungen vergleichen könne. Freuds Sexualität, Bisexualität und sexueller Unterschied passen in kein Modell; sie erzeugen Verwirrung, Ängste, Unsicherheit, Probleme und Konflikte – und unbewusste Wünsche lassen sich nie ganz erfüllen. Alles, was man darüber sagen kann, ist, dass Sexualität infantil und polymorph pervers ist und sich nicht nach einem spezifischen Geschlecht richtet. Teilweise ist sie auch ein unbewusst erinnertes Ereignis aus früher Zeit: Zum Beispiel kehren das Saugen an der Brust oder das Spielen mit Körperöffnungen in der erwachsenen Sexualität wieder. »Diese Verbindung ist notwendigerweise unbewusst; paradoxerweise wird das Wissen um diese Verknüpfung von unserem Bewusstsein nicht akzeptiert, weil sie nie in erster Linie existierte – außer, nahezu ironischerweise, nachträglich« (ebd., S. 258).

Dass Freud als Schüler von Ernst Wilhelm von Brücke, Ernst Fleischl von Marxow, Hermann von Helmholtz, Jean-Martin Charcot und Josef Breuer ausgerechnet den auf seinem Gebiet unbedeutenden Wilhelm Fließ, einen verrückten und mit seinen Nasen-Operationen gefährlichen Schwindler zu seinem Freund und Lehrmeister machte, bezeichnet Kohon als »amazing comedy« (2018c, S. 259). Mit Fließ teilte Freud (zumindest scheinbar) Ideen über Bisexualität, worunter sie jedoch sehr Unterschiedliches verstanden. In einem Brief vom 1. August 1899 schrieb Freud an Fließ: »Ich gewöhne mich auch, jeden sexuellen Akt als einen Vorgang zwischen vier Individuen aufzufassen« (Freud, 1986, S. 400). Damit war er sogar schon nahe daran, die Bedeutung einer »universalen, psychischen, menschlichen bisexuellen Disposition« (Kohon, 2018c, S. 262) zu verstehen, die unbewusste männliche und weibliche Identifikationen sowie das Potenzial umfasst, sexuelles Verlangen nach beiden Geschlechtern zu empfinden. Das impliziert *unbewusste Phan-*

tasien ebenso wie eine *psychische Struktur* des Individuums, unabhängig von bewusster Erfahrung und Verhalten. Fließ dagegen hatte hinsichtlich der Bisexualität – ähnlich wie später Georg Groddeck und Carl Gustav Jung – eher einfache Vorstellungen von Harmonie, Ganzheit und einem vereinten Selbst (Kohon, 2018c, S. 262ff.).

Die unbewussten Phantasien prägen die Psychosexualität, in denen Identifizierungen eine entscheidende Rolle spielen, nicht das biologische Geschlecht. *Diese ins Unbewusste verdrängten und von dort aus wirksamen Phantasien sind der eigentliche Gegenstand der Psychoanalyse.* Und gerade das wurde von Anfang an in der allgemeinen Rezeption der Psychoanalyse, ebenso wie unter Analytikern, immer wieder ignoriert und führt nach wie vor zu gravierenden und – wie wir annehmen müssen – oft unbewusst motivierten Missverständnissen und auf riskantes Terrain. In der Analyse ist es sehr wohl möglich, Einblick in solch psychisches Geschehen zu gewinnen.

> »Der Gegenstand der Psychoanalyse ist die Psychosexualität, die, in der endlichen Analyse, nicht dadurch bestimmt wird, ob man einen männlichen oder weiblichen Körper hat, sondern durch die unbewussten Phantasien, die *nachträglich* erreicht werden, wenn man dem nuancierten Zusammenspiel der Identifizierungen nachgeht, wie sie projiziert, agiert und in der Übertragung und der Gegenübertragung erlebt werden in der analytischen Begegnung« (Perelberg, 2018, S. 54).

Perelberg veranschaulicht, dass es das Unbewusste immer besser weiß, mit Winnicotts Fallbeispiel eines Mannes, der in ihm den Eindruck erweckte, ein Mädchen über ihren Penisneid sprechen zu hören. Analytiker und Patient war völlig bewusst, dass dies nicht der äußeren, wohl aber der subjektiv empfundenen inneren Realität entsprach, weshalb der Patient ja auch vermeiden wollte, verrückt zu erscheinen. Erst die Hellhörigkeit des Analytikers brachte durch seine Gegenübertragung Unbewusstes zutage.

Perelberg betont, dass eine psychoanalytische Behandlung nicht die Möglichkeit einer Heilung der Sexualität impliziere, sondern auf das Verständnis der zugrunde liegenden Phantasien abziele. Wenn jemand sich auf der rationalen Ebene noch so klar darüber ist, ein Mann bzw. eine Frau zu sein, so muss das keineswegs mit den dominierenden unbewussten Phantasien übereinstimmen.

Seit Ende der 1970er Jahre wird – wie Kohon ausführt – das psychoanalytische Konzept des sexuellen Unterschieds herausgefordert und vielfach ersetzt durch eine soziale Konstruktion einer Gender-Theorie. Zwar zeigen die feministische Theorie und Judith Butlers Arbeiten, die dem philosophischen Behaviourismus zugerechnet werden und eine neue Sicht der »gender identity« anbieten sowie die Queer-Theorie eine Affinität zur Psychoanalyse, indem sie die Konflikthaftigkeit der eigenen Identität erkennen, die gleichzeitig angestrebt und boykottiert wird. Jedoch hat es den Anschein, dass heutzutage unendlich viele Etiketten produziert werden, beispielsweise Labels von androgyn, über gay, gender-queer, heterosexuell, inter-gender, lesbisch, pan-sexual, genderless – eine Liste, die endlos erweitert werden kann. Denn wenn es nur um eine soziale Konstruktion geht, gibt es so viele Arten von Erfahrungen und Ausdrucksmöglichkeiten für das eigene Geschlecht wie es Individuen gibt. Das ist ein Reduktionismus, der einer Form des sozialen und politischen Voluntarismus entspricht und vorgaukelt, dass alles nur eine Sache des Willens und der eigenen Entscheidung sei. Aber in der Bewegung vom sexuellen Unterschied über die (politisch korrekte) Konstruktion des Geschlechts zur darauf folgenden Bedeutungsverschiebung ging bei vielen feministischen Autoren die Sexualität verloren. Wenn Identität desexualisiert und kein Geschlechtsunterschied anerkannt wird – obwohl es ironischerweise die sexuelle Identität betrifft –, dann geht ein spezifisches, grundlegendes Konzept der psychoanalytischen Theorie verloren. In den USA gehen manche Eltern so weit, sich unter dem Einfluss des dekonstruktiven Projekts der Queer-Theorie zu bemühen, ihre Kinder ohne Bezug zu ihrem Geschlecht aufzuziehen und »he« oder »she« zu vermeiden. Sie scheinen zu erwarten, dass die Kinder ihr Geschlecht selbst wählen werden. Dahinter steckt eine Ideologie, die sich in einer Pendelbewegung von »Wir sind alle gleich« zu »Wir können alle so verschieden sein, wie wir wollen« bewegt.

Gute politische Absichten reichen nicht, um Diskriminierungen abzuschaffen. Sie müssten identifiziert, kritisch angesprochen und politisch bekämpft werden. Es sollte aber auch nicht ein Zusammenbruch aller Unterscheidungen akzeptiert werden.

An der Realität, dass es nur zwei Geschlechter gibt, ändert sich nichts. Uns bleibt demnach nichts anderes übrig, als unsere Omnipotenz aufzugeben und anzuerkennen, dass wir nicht mehr sein können, als wir sind und dass diesbezügliche Wünsche unerfüllbar bleiben. Man kann den anatomischen Geschlechtsunterschied ignorieren und Geschichten erfinden, die ihn ausradieren; man kann auch wieder an den Storch glauben, der die Babys bringt oder an die Geburt durch den Anus. Dennoch werden Babys als Junge oder Mädchen auf die Welt kommen, ohne es sich aussuchen zu können. Und mehr noch: Das Kennzeichen des Geschlechtsunterschieds hat gar nicht eine so entscheidende Bedeutung; es bietet dem Subjekt keine Identität, garantiert dem Jungen weder Sicherheit noch Glück und bedeutet keine Ungerechtigkeit oder ein hartes Urteil für das Mädchen; es schreibt die Realität nicht vor.

Das Baby kommt in einer Welt voller vorgegebener Bedeutungen an, die Wirkung ausüben

> »durch die Phantasien seiner Eltern, ihre Wünsche, Ängste und Träume und die Namen, die sie ihm geben. Wenn man später aufgrund seiner subjektiven Geschichte entscheidet, sein Geschlecht durch die Verstümmelung seines Körpers oder indem man ihm etwas hinzufügt zu ändern und eine neue, andere Identität zu wählen, werden diese Veränderungen doch nur in der Gegenwart stattfinden; sie waren nie Vergangenheit und werden es auch in Zukunft nicht werden« (ebd., S. 271).

Die Hauptschwierigkeit bei der Anerkennung des Geschlechtsunterschieds dürfte sein, dass es dabei immer darum geht, etwas zu vermissen: Jedes der beiden Geschlechter bietet dem anderen etwas an, das es nicht hat: einen »Penis«, ein »Baby«. Mit dem Eliminieren des Unterschieds muss – scheinbar – nichts mehr vermisst werden.

So wie der Bezug zum Phallus betrifft auch die Frage der Reproduktion den Geschlechtsunterschied, den der Bauch einer Schwangeren nicht verleugnen kann. Die zeitgenössischen Reproduktionstechnologien machen vieles möglich, sie lösen aber gleichzeitig die Verbindung zur Sexualität auf. In Freuds Psychoanalyse hat Reproduktion mit Empfängnis und Sexualität zu tun durch die Explosivität des ödipalen Dramas.

Kohon zeigt, dass Sexualität nicht mit einer einzelnen wissenschaftlichen Disziplin und auch nicht kulturell mit einem Gesetz zu erfassen ist. Auch Freud konstatierte, dass Biologie oder Anatomie allein den Geschlechtsunterschied nicht erklären könne und der Trieb, der – anders als der Instinkt – immer an Repräsentation gebunden ist, kein natürliches Objekt habe.

Im Gegensatz zu Freuds Vorschlag, den sexuellen Unterschied mit den konventionellen Ausdrücken *männlich* und *weiblich* zu beschreiben, vertritt Kohon die Ansicht, dass sexuelles Begehren seiner Natur entsprechend dazu tendiert, die Gegensätze von biologisch und sozial, natürlich und anerzogen, Subjekt und Objekt, Sex und Geschlecht, innen und außen, männlich und weiblich aufzulösen.

Während Christian David (1975) von einem »bisexualisation process« (S. 836) spricht, der die Integration von männlichen und weiblichen Aspekten ermöglicht und die Fähigkeit unterstützt, die psychosexuelle Erfahrung von jemand Andersgeschlechtlichem zu phantasieren, zu teilen und zu verstehen, sieht Elizabeth Grosz (1994) im sexuellen Unterschied ein gewisses Versagen von Wissen, sodass etwas unbegreiflich bleibt.

Kohon schließt mit der Überlegung, dass sich die Psychoanalyse von ihren Anfängen an um ein Verständnis der Vieldeutigkeit (»ambiguity«) zahlreicher Paradoxa bemühte und dass vielleicht gerade das ihr wesentlicher Beitrag ist (Kohon, 2018c, S 274). Der Titel »Bye-bye, sexuality« von Kohons Beitrag mag zwar humorvoll-resignierend klingen, macht aber doch sehr ernst auf die Gefährdung und das wechselhafte Schicksal unseres Wissens aufmerksam. In einer früheren Arbeit »Knowledge and its vicissitudes« (1999b) hat sich Kohon bereits ausführlich damit befasst. Er hat darauf hingewiesen, dass die Psychoanalyse gerade durch ihr Überschreiten bisheriger Grenzen von Anfang an nicht innerhalb akzeptabler wissenschaftlicher Parameter gehalten werden konnte, dass sie sich aber durch die Ausbildung von Psychologen, Psychiatern und anderen Berufsgruppen zu einer Gesundheitsdisziplin entwickelte und dabei ihre kritische Schneid und ihre Schärfe verlor. Sie wurde »gezähmt von den Notwendigkeiten sozialer Akzeptanz und therapeutischer Effizienz« (ebd., S. 149). Obwohl sich die Angriffe aus der akademischen Welt und aus den Medien mehrten, ließ sich die theoretische und klinische Entwicklung der Psychoanalyse nicht stoppen.

Was sich bereits zur Entstehungszeit der Psychoanalyse in den Jahren 1895 bis 1938 abgezeichnet hatte (vgl. Tichy & Zwettler-Otte, 1999), nämlich die starke Ambivalenz zwischen Anziehung und Abstoßung, wiederholt sich bis heute in den unterschiedlichsten Formen. Das ist auch keineswegs unverständlich, sondern liegt an der Eigenart psychoanalytischen Wissens, das sich aus der Negativität ableitet (Green, 1999), aus der das Unbewusste besteht – wie das Wort selbst sagt. In der Rezeption wiederholt und spiegelt sich dieser Kampf des Wissens mit dem abgewiesenen, verdrängten Wissen. Es gibt auch keinen endgültigen Sieg des Wissens: Kohon (1999b) zeigte an einigen Beispielen, wie nicht einmal Freud selbst es vermeiden konnte, seine eigenen originellen Entdeckungen zu negieren, ohne es zu bemerken. Immer wieder folgt – bei jedem von uns – im Akt des Erkennens und Wissens eine unbewusste Verleugnung dessen, was bewusst gewonnen wurde. Deshalb gibt es keine haltbare Sicherheit: »Furcht […] fördert im besten Fall das Verlangen nach Wissen. Aber im schlimmsten Fall wird sie gerade dieses Verlangen bedrohen oder sogar vernichten (ein allzu häufiges Geschehen)« (ebd., S. 170).

Dieses Beispiel der Gefährdung eines der wichtigsten Elemente der psychoanalytischen Theorie, der zentralen und komplexen Rolle der Sexualität, der Psychosexualität, ist zweifellos besorgniserregend. Ebenso ist es bedenklich, dass Analytiker im Rahmen ihrer Lehrtätigkeit oder in der Öffentlichkeit, selbst wenn sie gefragt werden, oft keine klare Stellung zu dieser Entwicklung beziehen. Sie weichen eher aus oder schweigen, was hinter der Couch richtig, aber in anderen Situationen fragwürdig ist. Die Tendenz, sich um nichts so sehr zu bemühen wie um die Anpassung an die Trends der Zeit, könnte der Psychoanalyse den Rest ihrer revolutionären Kraft rauben, und die Arbeit des Negativen würde den Sieg davontragen. Manchmal möchte man sich wünschen, dass die Analytiker stattdessen eher versuchen, diese Trends besser und umfassender psychoanalytisch zu verstehen.

Wir finden ähnliche ernste Bedenken auch in psychoanalytischen Arbeiten zur Bisexualität aus Frankreich. So verweist Green (2001) in seinem Beitrag »The neuter gender« darauf, dass Analytiker es heutzutage immer öfter mit psychischer Bisexualität in Form eines latenten Konflikts zu tun haben, der sich erst während der Analyse erkennen lässt. Sexuelles Begehren erscheint dann zerstört und daher auch die sexuelle Identifikation. Es zeigt sich die Phantasie eines neutralen Geschlechts, das weder männlich noch weiblich und von absolutem primärem Narzissmus beherrscht ist. Der Zusammenbruch der Triebaktivität führt dann die idealisierenden und omnipotenten Neigungen des Subjekts nicht zur Erfüllung sexuellen Begehrens, sondern zum Verlangen nach einem Zustand psychischer Leere, in dem nichts zu sein als Selbstgenügsamkeit ideal erscheint. Da dieser Zustand aber unerreichbar ist, besteht die Gefahr von Suizidalität. In einem solchen radikalen, negativen Prozess richten sich das Begehren und das Gefühl eines Triumphes auf den Tod des Begehrens.

Auch Marilia Aisenstein (2018) befasste sich mit der psychischen Bisexualität und wies darauf hin, dass sie die anatomische Bestimmung ergänzt und bereichert, indem sie die Internalisierung des Geschlechtsunterschieds und damit auch der Gegenpole Aktivität und Passivität ermöglicht. In klinischen Fällen zeigt sich, dass hinter sogenanntem bisexuellen Verhalten, gleichgültig ob offen homosexuell oder heterosexuell oder beides, diese Integration gescheitert ist. Aisenstein betont die Tragik, dass so unter dem bewussten und offiziellen Ziel, größere Gleichheit für beide Geschlechter zu erreichen, gerade die Wurzeln psychosexueller Identität angegriffen werden, wodurch die psychische Integration des Geschlechtsunterschieds gefährdet wird.

Solange immer wieder solche deutlich warnenden Stimmen laut und auch gehört werden, ist noch nicht alles verloren.

IV Psychoanalytische Autoritäten

Fördernde und hemmende Umstände

> »Die wenigsten Kulturmenschen sind fähig, ohne Anlehnung an andere zu existieren oder auch nur ein selbständiges Urteil zu fällen. Die Autoritätssucht und innere Haltlosigkeit der Menschen können Sie sich nicht arg genug vorstellen.«
>
> *Sigmund Freud (1910d, S. 109)*

Freud sah eine Hauptursache der »Autoritätssucht« in dem großen Verdrängungsaufwand, den die Kultur von jedem Individuum fordere und der zu einer Verarmung des Ichs führe. Wie steht es damit nun bei uns Analytikern, bei denen – wie wir annehmen wollen – die Analyse die günstigsten psychologischen Bedingungen für die Ichfunktionen hergestellt hat, wie Freud es in *Die endliche und unendliche Analyse* (1937c) als Zielvorstellung beschrieben hat?

Natürlich lässt sich darauf keine allgemeine Antwort geben, außer dass es zum großen Teil vom Individuum und seinem Analytiker abhängt. Aber es lassen sich fördernde und hemmende Umstände erkennen hinsichtlich einer größtmöglichen Unabhängigkeit und Eigenständigkeit im Denken und Handeln, auch innerhalb einer Gruppe.

1 Zwischen Suche und Flucht

Keine andere Berufsausbildung als die zum Psychoanalytiker bietet als wesentlichsten Teil so viel »Nachhilfe« zur Ichstärke an. In der eigenen Analyse entsteht für das Individuum ein Raum zur Entfaltung der Subjektivität, wie es ihn vielleicht zuvor nie gegeben hat, insbesondere dann, wenn das soziale Umfeld sehr restriktiv war und der Preis für Schutz und Anerkennung das Aufgeben oder Abwürgen unerlaubter und unbewusster Wünsche war. In der Freiheit, alles, jeden Einfall auszusprechen entsteht ein Freiraum, in dem sich die Subjektivität weiterentwickeln kann. Während sich das Kind zwangsläufig unbewusst den Wünschen seiner Umgebung unterwirft, entfaltet es in einem sozialen Lernprozess, der ihm auferlegt wird, gleichzeitig seine Subjektivität. »Ein Prozess von Desubjektivierung erlaubt die Entwicklung der Subjektivität« (»A process of desubjectivation allows subjectivity to develop« [Kohon, 2005, S. 94]). Vielleicht könnte man sogar sagen: Die Desubjektivierung provoziert die – im wahrsten Sinne des Wortes – *not-wendige Subjektivität.* Dieses Paradoxon vollzieht sich in der Analyse durch die »einfühlsame Objektivität des Analytikers« (Loewald, 1986, S. 351; vgl. auch Kap. III/1, S. 54), die bei voller Aufmerksamkeit für die innere Realität auch auf die äußere hinweist. Loewald spricht auch von einer

> »Rückverwandlung eines psychischen Leidens, welches seinen Ursprung in pathogenen Interaktionen mit den wichtigen Personen der Umwelt des Kindes hatte, in einen Interaktionsprozeß mit einem neuen Menschen, dem Analytiker. […] In diesem Prozeß können die pathologischen infantilen Interaktionen und ihre intrapsychischen Konsequenzen dank der Objektivität des Analytikers und durch das Auftreten neuer Interaktionsmöglichkeiten durchsichtig und einer Veränderung zugänglich gemacht werden« (ebd., S. 305).

Es ist also anzunehmen, dass eine gelungene Lehranalyse und die fortlaufende Bereitschaft zur Selbstanalyse eine wohl reflektierte Subjektivität formt, welche die eigenen Bedürfnisse und Zustände wahrnimmt und die äußere Realität berücksichtigt. Die Abhängigkeit von anderen und die Suche nach einer schützenden Autorität müssten geringer werden, wenn sich die unbewusste Konflikthaftigkeit reduziert und der Druck gemäßigt hat.

Wir haben aber auch gesehen, dass dieser Beruf nicht nur mit besonderen Möglichkeiten ausstattet, sondern durch das Wesen des Unbewussten ebenso unzählige Unsicherheiten mit sich bringt.

So kann sich erneut eine verstärkte Abhängigkeit von Autoritäten bilden

- ➢ durch die niemals ganz eliminierte Übertragung, ihre kleineren und größeren Reste samt ihren *nachträglichen* Verarbeitungen,
- ➢ durch neu auftauchende und/oder noch nicht ausreichend bewältigte Konflikte in der inneren Welt und

- durch Spannungen im Zusammenhang mit der Institution und ihrer bewussten realen und unbewussten individuellen Bedeutung.

Autorität ist immer eine Koproduktion der äußeren und inneren Welt. Dass letztere oft stärker ist, kann überraschen und befremden, wie Marion Milner eindrucksvoll gezeigt hat. Ihre freien Zeichnungen, bei deren Anfertigung sie sich gleichsam nach dem Vorbild der freien Assoziation freie Hand ließ, führten deutlich vor Augen, dass sich nicht der bewusste Plan eines friedlichen Bildes (z. B. bei der Zeichnung »Freedom«), sondern ein gegenteiliger, destruktiver Wunsch durchsetzte. Er zielte auf die Vernichtung frustrierender Autoritäten und machte gleichzeitig ein drängendes Bedürfnis spürbar, von diesen Autoritäten vor dem eigenen Ärger geschützt zu werden. Es zeigte sich also spontan der Konflikt widersprüchlicher Regungen (Milner, 1981 [1950], S. 46ff.). Die Freiheit lockt und verführt, aber sie macht auch große Angst. Das kann zurückführen zur Unterwerfung oder neue Wege finden lassen. Milner sah in der künstlerischen Aktivität nicht nur eine Wiederherstellung des verlorenen Objekts, sondern primär »die Schaffung von etwas, was noch nie da war, durch eine neu erworbene Kraft der Wahrnehmung« (A. Freud, 1981 [1950], S. xiii–xvi), wie Anna Freud in ihrem Vorwort zu Milners kleinem Buch *On Not Being Able to Paint* (1950) schrieb.

Ähnlich stellt Ralf Zwiebel dem von Autoritäten befreienden »Individuierungsakt« (Zwiebel, 2013, S. 244) und dem kreativen Drang, »die eigene Stimme zu entwickeln« eine Vernichtungsangst gegenüber, die dabei auftreten kann und die an die Ängste denken lässt, die Initiationsriten hervorriefen (ebd., S. 280).

Oft bleiben die Konflikte, die mit der Anerkennung von Autoritäten verbunden sind, unbewusst, wie Freud in *Eine Kindheitserinnerung des Leonardo da Vinci* (1910c) zeigte. In dem biographischen Roman *The Romance of Leonardo da Vinci* (2016 [1900]) von Dmitry Sergeyevich Merezhkovsky fand er Leonardos Kühnheit geschildert, mit der er für eine unabhängige Forschung eintrat: Freud zitierte wörtlich aus dem Roman Leonardos Satz: »Wer im Streit der Meinungen sich auf die Autorität beruft, der arbeitet mit seinem Gedächtnis statt mit seinem Verstand« (Freud, 1910c, S. 194). Und er fügte hinzu, dass er so zum ersten modernen Naturforscher wurde. Diese Unabhängigkeitserklärung Leonardos verhinderte aber nicht, dass er sich unbewusst mit seinem Vater identifizierte und seine Werke (seine »Kinder«), ebenso vernachlässigte und nicht vollendete, wie er vom Vater vernachlässigt worden war. Leonardo schädigte sich dadurch zwar als Künstler, aber als Forscher gelang ihm die Unabhängigkeit. Er hatte gelernt, auf den Vater zu verzichten und unabhängig zu sein als kühner Forscher, so wie er als Kind in den ersten Jahren nicht in seiner infantilen Sexualforschung gehemmt wurde. In gewisser Weise prolongierte er sie später in seiner wissenschaftlichen Forschung unter Ausklammerung der Sexualität. Durch seine »*Doppelnatur* als Künstler und Forscher« (Freud, 1910c, S. 139) konnte Leonardo beide Seiten des Konflikts zum Ausdruck bringen. Der Einfluss der frühen Kindheit, dessen späte Folgen und der Konflikt zwischen der Rebellion gegen die Autorität und das Festhalten daran durch unbewusste Nachahmung, gehen aus Freuds Darstellung deutlich hervor.

Wir sind also auf das Hin- und Herwogen vorbereitet, das sich in der Suche nach Autorität und im Ringen um Befreiung zeigt.

2 Befreiungsversuche

Die psychoanalytische Ausbildung inkludiert die Beendigung der eigenen Analyse und damit einen wesentlichen Schritt zur Selbstständigkeit. Im neunten Kapitel, »Die beendete eigene Analyse – und danach?«, wird näher darauf eingegangen. Im Idealfall hat also der werdende Analytiker in einem individuell geplanten und begleiteten Trauerprozess die Erfahrung einer Loslösung und eines Abschieds erlebt. Es sind wahrscheinlich Ängste und Unsicherheiten sowie deren manische Abwehrformen aufgetaucht und mit der persönlichen Geschichte verbunden und bearbeitet worden, bis schließlich der Ausblick auf eine bessere Zukunft siegte, in der man selbst als Analytiker arbeiten würde. Insofern ist der wichtigste Bestandteil der Ausbildung gleichzeitig die beste Förderung und Unterstützung zu selbstständigem Denken und Sprechen. Dennoch können viele verschiedene, vor allem aber die drei vorhin angeführten Gründe (Übertragungsreste, neu aufgetauchte Konflikte und die unbewusste Bedeutung der Institution) hemmend auf die freie Meinungsäußerung innerhalb der Gruppe der Kollegen wirken und zu dem Bedürfnis führen, sich lieber auf die Urteile anderer zu berufen, die man für Garanten der Richtigkeit und für unantastbar hält. Diesen Ausweg hatten die Studenten bekanntlich schon in der Antike gewählt, wenn sie beteuerten, Pythagoras selbst habe etwas gesagt: »Ipse dixit«.

Es sind aber noch andere Hürden zu überwinden, um möglichst selbstständig zu denken und die eigenen Überlegungen mit anderen zu teilen. Die Gewohnheit einer gewissen Passivität und das aus der analytischen Situation vertraute Schweigen müssen abgelegt werden. Diese Umstellung fällt nicht immer leicht und kann es auch nicht sein. Green insistierte zu Recht darauf, dem grundlegenden Prozess der Passivierung, »la passivation« wie er ihn nannte, entsprechende Bedeutung zu geben. Der Trieb selbst ist zwar aktiv, aber er macht durch seine Befriedigung passiv. Damit das Drängen des Triebs nicht als zerstörerisch und gefährlich erlebt wird, muss es erträglich werden: beim Kind, das auf seine Mutter vertrauen kann und beim Analysanden, der sich auf seinen Analytiker verlassen kann. Es ist »die analytische Kur ohne jene vertrauensvolle Passivierung nicht möglich« (Green, 2003, S. 101). Wer aber verlässt gern ein vertrauenswürdiges Objekt und eine beruhigende Atmosphäre? Das macht nicht nur die Beendigung der Analyse oft schwierig und schmerzlich, sondern erschwert häufig auch die Umstellung zur Aktivierung. Stattdessen hüllt man sich lieber in die vertraute, abwartende Stille wie in eine zweite Haut. Die Entwicklung der eigenen Stimme ist aber für das Individuum wesentlich; und ebenso für die Institution, deren Vertreter und Funktionsträger die Meinungen der Mitglieder zu den professionellen Angelegenheiten hören sollten, um sich damit auseinanderzusetzen.

Aber die jahrelange Passivierung als Analysand und die Wichtigkeit des Schweigens für den praktizierenden Analytiker hemmen eher die Fähigkeit, klar und offen Gedanken mitzuteilen. Green betont: »So wie der Traum der Hüter des Schlafes ist, ist der Analytiker der Hüter des Rahmens, dessen Hauptparameter das Schweigen ist« (ebd., S. 219). Und so entgeht auch den Funktionsträgern möglicherweise manche wichtige Überlegung, weil sie im Rahmen der Institution nicht ausgesprochen wird. Es wird dann nur von denjenigen diskutiert, die keine Übung und Förderung dieser Fähigkeit brauchen, weil sie ohnehin darüber verfügen. Gefördert wird die Fähigkeit des Gedankenaustauschs am besten in kleinen Gruppen, in denen dann eine echte Debatte unter Kollegen entstehen kann, wenn günstige Bedingungen vorhanden sind in einem Rahmen, der Ähnlichkeit mit der analytischen Situation hat, wie Donnet in seiner Einleitung zu seinem Buch *The Analyzing Situation* (2009) schreibt.

3 Zitate – Ein Netzwerk von Autoritäten

Wenn man zitiert, verwendet man die Worte eines anderen und verzichtet auf die eigene Formulierung. Man zitiert, wenn man jemanden oder etwas im Wortlaut wiedergeben möchte oder sich dazu verpflichtet fühlt. Das erste Motiv setzt eine Bindung voraus und ist triebhaft, das zweite stammt vom Über-Ich. Hinter dieser groben Einteilung verbirgt sich aber eine Vielfalt von Nuancen und individuellen Verknüpfungen.

Es kann sein, dass man in der analytischen Literatur auf einen Gedanken gestoßen ist, den man tatsächlich so perfekt ausgedrückt findet, dass man es selbst nicht besser könnte. Dann ist es natürlich korrekt, den Autor und die Fundstelle zu nennen. Aber das ist gewiss nicht immer das Hauptmotiv.

Einen humorvollen Hinweis auf andere Motive geben die Worte von Macedonio Fernández, die Kohon seinem Buch *No Lost Certainties to be Recovered* (1999a) als Motto voranstellt:

> »The ideas that I am about to present are absolutely mine:
> nobody found them in another author before I did.«

Fernández präsentiert hier stolz Gedanken als seine eigenen, obwohl er sie nur (vielleicht) als Erster bei einem anderen Autor aufgespürt hat. Er schmückt sich also mit fremden Federn und freut sich außerdem, einen Wettlauf gegen Langsamere gewonnen und als Erster einen Wort-Schatz gefunden zu haben.

Dieses Zitat zeigt aber auch, wie sehr man sich Gedanken anderer zu eigen machen kann: Die Ideen werden als »absolutely mine« bezeichnet. Ohne diese Lust, sich sprachlich einer Sache zu bemächtigen, würde kein Lernvorgang und kein haltbarer Erwerb von umfangreichem Wissen gelingen. Oft weiß man tatsächlich auch gar nicht, was man wann und von wo (kryptomnestisch) aufgenommen hat, und schließlich schreibt man dann manchmal eine Formulierung sich selbst zu, die einem treffend erscheint. Natürlich kann auch Neid zum »Vergessen« eines anderen Urhebers führen.

Während in diesem Fall Neid zu einer Fehlleistung geführt hätte, kann das Zitieren auch mit libidinöser Bindung zu tun haben oder mit einem Wunsch nach Zugehörigkeit, die auch öffentlich bekannt werden soll. Manchmal entsteht der Eindruck, dass Zitate wie Parteibücher fungieren, um die Zugehörigkeit zur Gruppe der Freudianer, Kleinianer etc. zu beweisen.

Andere Zitate mögen im Kontext wie ein Appell klingen, die »Unschuldsvermutung« geltend zu machen, die heutzutage nahezu automatisch beteuert wird: »Nicht ich denke oder sage das. Es ist ein anderer!« Das kann aufgrund ambivalenter Gefühle und der verlockenden Aufwandsersparnis auch ein Ausweg sein, um selbst nicht Partei ergreifen und sich ein klares Urteil erarbeiten zu müssen. Aber es kann auch auf der realistischen Erkenntnis basieren, dass man gar nicht in der Lage ist, sich in der jeweiligen Sache eine fundierte Meinung zu bilden, (so wie ja zum Beispiel unter Nicht-Medizinern der »kompetente Patient« eine Illusion ist).

Wichtig scheint oft auch beim Zitieren zu sein, dass ein Dritter zwischen den Autor und den Leser geschoben wird. Das wäre ein Versuch der Triangulierung, der vielleicht Distanz schaffen soll, falls sich – eventuell kaum bemerkt – die Vorstellung von kritischen Lesern eingeschlichen hat.

Der Impuls zu zitieren kann auch aus einem Verlangen nach Schutz und Unterstützung hervorgehen. So erging es mir, als ich um einen Beitrag für das *Jahrbuch der Psychoanalyse* (2014) gebeten wurde und nicht loskam von der Idee, über »Fehl-Leistungen als Phänomene in psychoanalytischen Institutionen« zu schreiben. Ich wagte eine Zusage erst, nachdem ich die Lösung gefunden hatte, Freuds *Unbehagen in der Kultur* (1930a) als Basis und Leitmotiv meiner kritischen Gedanken zu verwenden; die Zuflucht zu diesem »Mastertext« war beim »Immer-Wiederlesen« zur haltenden Form geworden, die das Schreiben über ein angrenzendes Thema ermöglichte. »Lange Zeit galt allein Freud als Autor eines solchen Master-Textes und daher oberste Autorität und daher Identitätsstifter der psychoanalytischen Community« (Löchel, 2018, S. 492).

Zitate sind also auch Versuche, für Wünsche und Ängste, die aus der individuellen inneren Welt stammen, in der äußeren Welt eine Absicherung oder einen Halt zu finden, was ja häufig auch gelingt.

Das Schreiben und Veröffentlichen von psychoanalytischen Arbeiten und die explizite Verbindung der psychoanalytischen Praxis mit den Theorien wird für sehr bedeutend gehalten (Piccioli et al., 1996); und diese Wertschätzung verleiht selbst wieder Autorität, wenn dabei auch manchmal fragwürdige Maßstäbe angelegt werden. Anlässlich eines Panels mit dem Titel »The Authority of the Written Word« für den

29. EPF-Kongress 2016 in Berlin lautete mein Beitrag »Hidden behind Quotations«. Judy Gammelgaard zeigte unter dem Titel »Citation and the Hidden Authority« (2016) die Gefahren auf, die in der universitären wissenschaftlichen Forschung durch die Bibliometrie, also das rein quantitative Messen der Zitierungen unter Vernachlässigung der Qualität, entstehen.

Man könnte auch hier wohl wieder die Arbeit des Negativen sehen. Inhalte werden nicht sorgfältig durchdacht und auf ihren theoretischen und praktischen Wert hin betrachtet, sondern was zählt sind die Menge der Zugriffe oder das Renommee des Journals, in dem ein Beitrag veröffentlicht wird. Beides kann unter Umständen weniger mit dem Wert einer Arbeit zu tun haben als mit Politik und Vermarktung. Zeitsparend und objektiv erscheint diese Methode zweifellos. Und doch scheinen Zeit und Raum bedeutungslos geworden zu sein. Nur die Gegenwart ist wichtig, wie wenn die Zeit Selbstmord begangen hätte, nachdem sie den Raum ermordet hatte, wie Zygmunt Bauman (2000) meint.

Solche Beobachtungen stimmen überein mit der geringen Beachtung der Subjektivität. Die Zeittrends sind nicht günstig für die Psychoanalyse. Allerdings wissen gerade wir als Analytiker, wie sehr Mangel nach einem Ausgleich sucht. Einen solchen Ausgleich haben wir mit unserer Konzentration auf das Individuum sehr wohl anzubieten.

Vielleicht könnten uns sogar die wenig förderlichen äußeren Umstände dazu bewegen, achtsamer mit denjenigen innerhalb unserer Institute umzugehen. Denn es ist für unsere nachfolgende Generation ohnehin schwierig genug, in einem Phantom-Netz von Bindungen und unter lauter »Experten menschlicher Beziehungen« – realen und phantasierten, projizierten und introjizierten – ihre eigene Identität zu finden. Erlich (2013) verweist auf die zwei größeren Quellen von Identität: eine innere, die ein Gefühl für eine kontinuierliche, einzigartige, kohärente Existenz und eine lebendige Gegenwart erzeugt und eine äußere, die eine Form und eine spezifische soziale Rolle auferlegt. Diese beiden zu verbinden, erfolgreich zu integrieren und einen Platz zu finden in der sozialen Außenwelt entscheidet im Erwachsenenleben weitgehend über das Erleben von Glück und Identität (ebd.). Gelöste und ungelöste, bewusste und unbewusste, über Generationen weitergegebene Übertragungsreste spielen in den psychoanalytischen Gesellschaften eine große Rolle bei Konflikten, weil Idealisierungen, Identifizierungen und Loyalitäten einfließen in die Haltungen und die Form der Auseinandersetzung mit Problemen. Dann wäre die Suche nach einer äußeren Autorität wohl oft besonders wichtig, die mit der analytischen Arbeit, aber auch mit Gruppenprozessen innerhalb von Organisationen vertraut ist. Hilfreich wäre es, ein Schwanken zwischen vertrauensseliger Abhängigkeit und misstrauischen Verfolgungsideen zu vermeiden, was der Position des Analytikers an der Grenze zwischen zwei Welten, der inneren und der äußeren, mehr Raum und Beachtung geben und beide besser miteinander verbinden könnte (ebd., S. 44).

Dieser Balance zwischen der Wahrnehmung der inneren und der äußeren Vorgänge widmete sich auch Penelope Bion Talamo (1996) im Hinblick auf das schriftliche Verfassen psychoanalytischer Arbeiten. Sie versuchte, mit einem »ethical code« den schreibenden Kollegen ein »Werkzeug« an die Hand zu geben, das ihnen helfen könnte, den Gesundheitszustand ihrer Kreativität, ihrer Beziehungen zu ihrer psychoanalytischen Arbeit und zu ihren Kollegen zu überprüfen. Als ideale Situation schwebte ihr vor, dass der schreibende Analytiker »a tranquil mastery«, also ein Gefühl ruhiger Beherrschung seines Gegenstands empfindet, dass er darauf achtet, seinen Patienten nicht zu schaden und dass er seine Ideen der Kollegenschaft mit der Erwartung vorstellt, aus ihren respektvollen Kommentaren zu lernen: kurz – er erwartet zu geben und zu nehmen.

Diese Vorstellungen stimmen überein mit Erlichs (2016) Überlegungen zur Integrität und wechselseitigen Verantwortung. Auf die Frage »Wer ist wofür verantwortlich?« hebt er die Ehrlichkeit, die Übereinstimmung von Werten und Handlungen sowie ein Geben und Nehmen hervor.

Die Bedeutung von Werten und die Abwägung von Handlungen führen uns zu dem, was sich Psychoanalytiker in ihren ethischen Richtlinien in den letzten Jahrzehnten erarbeitet und festgelegt haben.

V Ethik als Nachdenken über das, was man tut oder unterlässt

In Lexika wird der Begriff »Ethik« gewöhnlich als eine philosophische Grunddisziplin bezeichnet und als Lehre von sittlichem oder moralischem Handeln erläutert. Sowohl »Sitte« als auch »Moral« beinhalten Wertvorstellungen und eine Gruppe, die solche Wertvorstellungen anerkennt und vom Einzelnen verlangt.

Beides beschäftigt und betrifft uns als Psychoanalytiker: die Gemeinsamkeit innerhalb unserer Vereinigungen und die Vorstellungen, was für unsere Arbeit wertvoll und wichtig ist. In unserer Technik sind solche Wertvorstellungen festgehalten.

Beim Patienten versuchen wir dagegen, *nicht* oder möglichst wenig zu werten und zumindest Wertungen, die wir bei uns entdecken, im Hinblick auf unsere Gegenübertragung zu betrachten. In den folgenden Überlegungen beschränke ich mich auf berufsethische Aspekte und Probleme, die unsere psychoanalytische Arbeit betreffen.

1 Der Rahmen der Psychoanalyse

In der Psychoanalyse ist die Entfaltung einer möglichst ungehemmten Mitteilung aller auftauchenden Gedanken, Empfindungen und Wünsche eine Voraussetzung, die als »Grundregel« vereinbart wird. »Diese freie Kommunikation erfordert einen sicheren äußeren Rahmen, der garantiert, dass aus dem Mitgeteilten und Gewünschten kein Handeln entsteht, das diesen Rahmen sprengt und die Analyse zerstört« (Bohleber, 2007, S. 7). Noch wichtiger wurde der Rahmen, als man durch eine wesentliche Weiterentwicklung der Psychoanalyse verstehen gelernt hatte, dass auch durch das Agieren etwas zum Ausdruck und »zur Sprache kommt, was nicht anders ausgedrückt werden kann und erst in eine verstehende verbale Kommunikation übergeführt werden« muss (ebd.).

Das erhöht dann die Notwendigkeit sicherer Grenzen und verlangt vom Analytiker eine verstärkte Reflexion und Analyse der eigenen Gegenübertragung.

Der Analytiker teilt dem Patienten zu Beginn der Analyse meist in irgendeiner Form die Grundregel mit. Dadurch erhält der Analytiker »die Verfügung über allen Stoff« (Freud, 1940a [1938], S. 98), den ihm die Selbstwahrnehmung des Analysanden liefert; dafür sichert der Analytiker ihm strengste Diskretion zu und stellt die eigene Erfahrung in der Deutung des Materials, das vom Unbewussten beeinflusst wurde, in seinen Dienst. »Unser Wissen soll sein Unwissen gutmachen, soll seinem Ich die Herrschaft über verlorene Bezirke des Seelenlebens wiedergeben« (ebd.). So fasst Freud in *Abriß der Psychoanalyse* (ebd.) den Vertrag zusammen, den Analytiker und Analysand miteinander schließen.

»Ein Vertrag ist eine gesetzlich geregelte Übereinkunft zwischen zwei gleichermaßen geschäftsfähigen Partnern, steht also für die Wahrung der realitätsgerechten wechselseitigen Ansprüche der beiden Beteiligten und muss von beiden gleichermaßen eingehalten werden« (Krejci, 2015, S. 98). Solche festen formalen Vereinbarungen sind zum Beispiel Ort, Zeit, Dauer und Frequenz der Therapiestunden und die Ausfallsregelung. Aber zum Rahmen gehören auch die Vertraulichkeit sowie die Abstinenz und die wohlwollende Indifferenz des Analytikers, die nicht mit Gleichgültigkeit oder Mangel an Empathie verwechselt werden sollte, sondern als gleichschwebende Aufmerksamkeit, als Verzicht auf Wertung und als Gegenstück zur freien Assoziation des Patienten zu verstehen ist. Die »psychoanalytische Situation« unterscheidet sich dadurch deutlich von einer konventionellen Beziehung; auch die Benutzung der Couch dient der Konzentration auf sich selbst und auf das Hören.

Die Einhaltung dieser höchst sinnvollen Rahmenbedingungen ist für beide Seiten, Analytiker und Analysand, nicht immer leicht. Als Grenzen und technische Regeln ermöglichen und schützen sie die Analyse. Sie zeigen als Leitlinien, was sich zur Ermöglichung und Sicherung der psychoanalytischen Arbeit bewährt hat und was nicht. Sie sind keine vorgegebenen Lösungen von Problemen, sondern die Voraussetzung, um selbst zu Beurteilungen und Handlungsvorstellungen zu gelangen. Beides scheint mir gleich wichtig: Die Anbindung an unser erfahrenes und erlerntes psychoanalytisches Wissen und unser »Selbstbehalt« – jenes Stück eigener psychischer und mentaler Arbeit, das unsere psychoanalytische Fähigkeit lebendig und wachsam erhält.

2 »Ein ethischer Fehler = ein technischer Fehler«

Bereits 1991 hielt der frühere Präsident der IPV, R. Horacio Etchegoyen, in seinem Buch über die Grundlagen der psychoanalytischen Technik fest: »Ein ethischer Fehler in der Psychoanalyse führt unerbittlich zu einem technischen Fehler, weil ihre Prinzipien, speziell diejenigen, die das Setting strukturieren, sich auf die ethischen Konzepte von Gleichheit, Achtung und Wahrheitssuche gründen« (Etchegoyen, 1991, S. 11), und er betont, dass ein Versuch, Theorie und Praxis voneinander zu trennen, unser Arbeitsinstrument ruiniert.

In psychoanalytischen Publikationen scheint Einigkeit darüber zu bestehen, dass jede Abweichung von unserer professionellen Ethik gleichzeitig auch ein technischer Fehler ist und dass Behandlungstechnik und Ethik untrennbar miteinander verbunden sind.

Das ist eine für die Psychoanalyse, die auf Dialektik basiert, nahezu ungewöhnlich eindeutige und klare Stellungnahme. Gerade das aber könnte in uns auch den Verdacht wecken, dass das Verlangen nach solch eindeutiger Präzision aus der Notwendigkeit entstand, die unzähligen facettenreichen und oft widersprüchlichen Nuancen und Feinheiten seelischer Vorgänge, die uns leicht entgehen und entgleiten können, mit größter Sorgfalt anhand eindeutiger Richtlinien zu beachten.

Dennoch gibt es immer wieder Entgleisungen, welche die Überzeugung, dass ethische Fehler ein technisches Versagen verursachen, außer Kraft setzen. Dann werden Normen, die theoretisch Allgemeingut geworden sind, in den Hintergrund gedrängt. Der Analytiker glaubt zum Beispiel, dass entweder der konkrete Fall eine spezielle, andere Behandlung verlange oder er selbst durch besondere Fähigkeiten eine Ausnahme sei.

Noch mehr als eindeutige individuelle Entgleisungen aber fällt wohl ins Gewicht, dass es tatsächlich nicht nur zweifelsfrei erkennbare Fehler in der Behandlungstechnik gibt und gab, sondern auch ernsthafte Studien, deren Forschungsarbeit in Modifikationen und Parametern der psychoanalytischen Technik besteht und welche Erfolge registrierten. Ein Beispiel dafür wären die Arbeiten der Schweizer Psychoanalytikerin Germaine Guex, die auch im *Vokabular der Psychoanalyse* (1972) von Jean Laplanche und Jean-Bertrand Pontalis erwähnt wurden. Sie wies 1950 auf einen Neurosentypus hin, den sie »abandonnique« (2015 [1950]) nannte, was mit »Verlassenheitsneurose« übersetzt wurde. Diese Neurosenform profitiere zu wenig von der klassischen Psychoanalyse (ebd.). Ohne das Vorliegen realer Trennungstraumata herrschen bei solchen Patienten Verlassenheitssangst und ein Sicherheitsbedürfnis vor und verlangen – so lautet die Hypothese – aufgrund einer präödipalen Störung und Ich-Schwäche *vorerst* eine abweichende technische Behandlung. So empfiehlt Guex unter anderem eine aktivere Technik, die »weniger unpersönlich« wirke und dem Patienten erlaube, mehr zu erfahren, ohne aber allzu Persönliches und Privates einzubringen und natürlich auch sehr frühzeitig anzukündigen, dass man die analytische Arbeit wegen einer persönlichen Arbeit oder zwecks Erholung unterbrechen werde. Allerdings scheint möglicherweise die allmähliche Auflösung solcher entgegenkommender Modifikationen, wie sie bei Parametern vorgesehen ist, schwierig zu sein. Deshalb schlägt Guex zum Beispiel aufgrund von Zeitnot einer weit fortgeschrittenen Patientin den Verzicht auf eine Therapiestunde zugunsten eines bedürftigeren Patienten vor, um so gleichzeitig ihre größere Unabhängigkeit zu prüfen. Dieses Vorgehen schiene mir unter Umständen zu suggestiv und könnte verlocken, ein falsches Selbst zu etablieren. Man müsste ganz besonders aufmerksam sein, um zu erkennen, wie diese Idee von der Patientin gehört und aufgenommen wird (Faimberg, 1996).

Auch bei solchen Reduktionen der Abstinenz sind in jedem Einzelfall sowohl große Aufmerksamkeit als auch (diagnostisches) Wissen und Unterscheidungsfähigkeit nötig und ebenso die besondere Beachtung von Übertragung und Gegenübertragung, um zu erkennen, ob es sich um notwendige Modifikationen und Erweiterungen unserer Möglichkeiten handelt oder ob uns ein Wunschdenken irreführt.

Es gibt also auf keiner Ebene eine absolute Sicherheit, aber damit sind wir mit anderen Wissenschaften in bester Gesellschaft und außerdem hoffentlich geübt in der Fähigkeit, Unsicherheit auszuhalten und auf diese »negative capability« (vgl. Kap. VII/1) zu bauen. Wer sie nicht erträgt, muss sich mit den engeren Grenzen des Vereinfachten und Messbaren begnügen.

Es ist kein Zufall, dass

> »[d]ie Psychoanalyse [...] immer wieder im Spannungsfeld zwischen Wissenschaft und Kunst angesiedelt [wird], auch um zu respektieren, dass die Klarheit der Erkenntnisse immer wieder von Unsicherheiten durchdrungen und überlagert wird, die dem Wesen der Psychoanalyse als Lehre vom Unbewussten immanent sind« (Zwettler-Otte, 2007a, S. 14).

3 Entgleisungen

Schon im Frühstadium der damals jungen Wissenschaft der Psychoanalyse gab es Grenzverletzungen, und die daraus entstehenden Probleme waren deutlich erkennbar. Ein besonders bekannter Fall, der auch als Stoff für eine Verfilmung verwendet wurde, ist die aus einer psychoanalytischen Situation entstandene tragische Liebesgeschichte zwischen Sabine Spielrein und C. G. Jung. Sie wurde durch Publikationen (Carotenuto, 1986; Cremerius, 1986; Kerr, 1994; zit. nach Schilling, 2007, S. 24) allgemein bekannt und beschäftigte immer wieder die Öffentlichkeit. *Wie sehr es dabei aber auch um die Beziehung zwischen Jung und Freud ging, verwies bereits auf die komplizierten Verwicklungen innerhalb einer Institution, die viel Unbehagen erzeugen können.*

> »Die Situation zwischen Jung, Spielrein und Freud wirkt wie ein frühes Beispiel für die Probleme, die im Rahmen von Institutionen entstehen können, *wenn im Zusammenhang mit ethischen Problemen die Loyalität zwischen Psychoanalytikern zum Hemmnis notwendiger Aufklärung wird*« (ebd.).

Trotz dieser frühen Entdeckungen berufsethischer Probleme wurde erst 1998, also vor 21 Jahren, von der bereits 1910 gegründeten IPV ein Ethik-Codex verfasst, dem auch viele internationale Zweigvereinigungen folgten. Man erkannte nämlich, dass es innerhalb der psychoanalytischen Institute erhebliche Schwierigkeiten bereitete, Grenzverletzungen als solche zu benennen, adäquat zu behandeln und ihren Ursachen nachzugehen. Stattdessen wurden sie häufig wie »Familiengeheimnisse« behandelt, besonders dann, wenn Lehranalytiker involviert waren. Aus falsch verstandener Kollegialität wurden vereinzelte Hinweise eher als »Klatsch« abgetan und auch Klagen von Patienten ignoriert.

Erst Ende des vorigen Jahrhunderts begann man also, meist aufgrund von Anlassfällen, Ethik- und Schlichtungskommissionen einzurichten, die Verfahren erarbeiteten, um auf derartige Sachverhalte angemessen zu reagieren. (In der Wiener Psychoanalytischen Vereinigung wurde eine solche Stelle 2004 eingerichtet. Dabei war der Austausch mit der Deutschen Psychoanalytischen Vereinigung, die sechs Jahre vorher eine Ethik- und Schlichtungsstelle etabliert hatte, ebenso hilfreich wie die Unterstützung seitens der IPV durch Canestri.)

Erst nach der Einrichtung dieser zuständigen Gremien wurden zahlreiche Grenzverletzungen bekannt. Sie reichten von subtilen Formen bis zu schweren Verfehlungen, wie manifestem sexuellen Missbrauch und aggressiven Entwertungen. Dabei zeigte sich häufig eine extreme persönliche Bedürftigkeit des Analytikers, die von ihm verlangt hätte, zunächst auf andere Weise für sich und die Wiederherstellung seiner Arbeitsfähigkeit zu sorgen.

Der amerikanische Psychiater und Psychoanalytiker Glen O. Gabbard ist durch seine Pionierarbeiten mit Analytikern bekannt geworden, die Grenzverletzungen begangen haben. Er betont, dass es ein Kontinuum gibt von scheinbar belanglosen Abweichungen zu solchen, die sich allmählich zu gravierenden Behandlungsfehlern auswachsen und dadurch die analytische Situation völlig zerstören. Er zeigt anhand der Geschichte eines Kollegen, wie jemand durch Verluste im Privatleben (Krebstod der Schwester, tödlicher Unfall eines nahestehenden Freundes, Auflösung seiner Verlobung) in eine extrem labile Phase geraten kann. Als eine Analysandin dieses Analytikers, die ihm im Erstinterview als »die schönste Frau« erschienen war, die er je gesehen hatte, ernsthaft mit Selbstmord drohte, verlängerte er zunächst immer wieder ihre Therapiestunden, bis er schließlich der erpresserischen Aufforderung der Patientin nachgab, eine Nacht mit ihm in seinem Haus zu verbringen. Er erfüllte alle ihre Wünsche aus Angst vor einem unerträglichen weiteren Verlust und agierte so mit ihr die Wiederholung eines frühen Inzesttraumas. Er erkannte erst danach die destruktiven Tendenzen der Patientin und sein Versagen, mit ihr in der analytischen Beziehung einen neuen Raum für ihre Weiterentwicklung zu eröffnen und zu erhalten. Er war »aus dem Rahmen gefallen«. Die Turbulenzen in seinem Leben hatten es ihm unmöglich gemacht, das Agieren der Patientin unter Kontrolle zu bekommen und in Sprache zu fassen. Es gab keine ruhige, gleichbleibende Atmosphäre mehr, in der die unruhigen inneren Regungen erkennbar und behandelbar gewesen wären. Der Analytiker soll diese Regungen auf beiden Seiten wahrnehmen: die im Patienten und seiner Übertragung und die in ihm selbst, die als Gegenübertragung wertvolle Hinweise geben können über das verborgene psychische Geschehen.

Innerhalb eines gleichbleibenden Rahmens hat sich auch die Bedeutung des Rahmens selbst erweitert. Die Funktion seiner Konstanz als symbolische »Präsenz der frühen Mutter« wurde von Bleger (2013 [1967]) hervorgehoben. Sie ist vor allem bei frühen Störungen von höchster Relevanz.

Während der Rahmen als statisches Element eine schützende und haltende Funktion einnimmt, ist unter dem Handeln des Analytikers »die Gesamtheit der mit seiner Person verbundenen Einwirkungen auf seinen Patienten« (Schilling, 2007, S. 19) zu verstehen. Handlungen enthalten Zielsetzungen und Wertmaßstäbe, was sie mit dem Bereich der Ethik verbindet, in dem »richtig und falsch« oder »gut und böse« konstituierende Begriffe sind (ebd.).

In *Das Unbehagen in der Kultur* (1930a) hat Freud die »Ersetzung der Macht des Einzelnen durch die Gemeinschaft« als »entscheidenden kulturellen Schritt« bezeichnet und darauf hingewiesen, dass auch die Gemeinschaft ein Über-Ich ausbildet anhand von Idealen (S. 455, 501f.)

Mit Recht erinnert Schilling daran, dass die Mehrheit der Psychoanalysen in gutem Einvernehmen zwischen Analytiker und Patient erfolgreich enden, dass man sich aber mit den Einzelfällen auseinandersetzen müsse, in denen die Analyse aus Gründen scheitert, die im Analytiker und seiner fehlgeschlagenen Behandlung liegen. Das ist für unser differenzierteres Verständnis unbewusster Vorgänge ebenso wichtig wie in gesellschafts- und berufspolitischer Hinsicht. Die psychoanalytischen Institutionen haben eine öffentliche Präsenz, »die weit über ihre eigentlichen wissenschaftlichen Anliegen hinausgeht« (Schilling, 2007, S. 25). Alle ambivalenten Reaktionen zwischen Anziehung und Ablehnung, die zu Beginn der Entwicklung der Psychoanalyse auftauchten, finden wir auch heute noch. Das konnten die Historikerin Marina Tichy und ich durch das Studium von *Freud in der Presse* (1999) (sowohl in medizinischen Fachzeitschriften als auch in öffentlichen Journalen) in einem langjährigen Projekt nachweisen (vgl. ebd.).

Wurde früher »Ethik« oft mit »Sittlichkeit« oder »Moral« gleichgesetzt, liegen uns heute andere Begriffe wie etwa »Verantwortung« näher. Die psychoanalytischen Institutionen haben mittlerweile zum großen Teil ihre Verantwortung wahrgenommen, Möglichkeiten einzurichten, um ethische Probleme zu bearbeiten.

4 Eine Anlehnung an den Hippokratischen Eid

In der Verantwortlichkeit des Einzelnen liegt es, seinen Kenntnisstand durch Fortbildung über die grundlegenden Erkenntnisse der Psychoanalyse immer wieder dem heutigen Wissen anzugleichen. Diese Forderung entspricht den allgemeinen Auflagen für Psychotherapeuten und Mediziner. Speziell für Analytiker gelten aber zusätzlich andere Verantwortlichkeiten. Zu diesen gehört es auch, sich um seine eigene psychische Verfassung in einer so tief gehenden Weise zu kümmern, dass die psychoanalytische Arbeit gute Voraussetzungen hat. Freud empfahl dafür die regelmäßige Rückkehr zu einer Tranche eigener Analyse etwa alle fünf Jahre. Green (2002, S. 46) wies allerdings darauf hin, dass dies heute so praktiziert wird, dass aus dem »Militärdienst« über einige Wochen zur Auffrischung der Kompetenz manchmal eine Analyse wird, die länger dauert als die erste oder dass sogar mehrere zusätzliche Analysen nötig sind, um endgültig Schluss zu machen.

Es gibt Beiträge, welche die Kernaussagen des Hippokratischen Eids mit der Tätigkeit des Analytikers in Beziehung setzen (Schilling, 2007). Sie verweisen auf die Beachtung des Wohls, der Würde und der Integrität des Patienten, seiner Ebenbürtigkeit bei gleichzeitiger Unterschiedlichkeit, auf das unbewusste seelische Geschehen, die Klarheit, Verlässlichkeit und Eindeutigkeit der Haltung des Analytikers, auf die Wahrung der inneren und äußeren Grenzen, auf Vertraulichkeit, Vermeidung von Retraumatisierung und Ausnutzung der Machtposition, auf die Einhaltung der Abstinenz, auf die für die gleichschwebende Aufmerksamkeit nötige psychoanalytische Haltung und auf die Rahmenbedingungen der Psychoanalyse.

Gerade in diesem Zusammenhang schien es mir wichtig, den heute so oft gebrauchten, klagend-passiv klingenden Begriff der »Krise« zu seinem ursprünglichen Sinn zurückzuführen, wie er im Hippokratischen Eid verankert ist. Dort beschreibt *crisis* einen Moment, in dem man aktiv eine Entscheidung zu treffen hat, die auf den eigenen Kräften und der eigenen Fähigkeit basiert. Wie ich bereits in meinem Buch *»... durch 1000 Kanäle und Poren ...«* ausgeführt habe, verpflichtet der Eid des Hippokrates die angehenden Ärzte zu einem Handeln »kata dynamin kai krisin emen« (Zwettler-Otte, 2009, S. 115), also »entsprechend meiner Kraft und meiner Urteilsfähigkeit«.

Hier enthält der Begriff der Krise beides: Die Tatsache der menschlichen Fähigkeit, unser Schicksal zu beeinflussen und unsere Grenzen; er schafft eine gesunde Balance zwischen dem Übernehmen von Verantwortung und der Selbstbeschränkung aus dem Bewusstsein heraus, dass Vermögen und Fähigkeit begrenzt werden von Unvermögen und Unfähigkeit (ebd., S. 97, 133–145).

In der modernen Zeit klingt dies auch in Arbeiten von Hermann

Beland an, der uns die lebendige »Transformation eines Schicksals in analytisches Können« (Beland, 2007, S. 9) vor Augen hält.

Ein besonders beachteter Beitrag zur psychoanalytischen Ethik stammt von dem holländischen Kollegen Nikolaas Treurniet (1996), welcher der Entwicklung der psychoanalytischen Technik seit Freud große Beachtung schenkte. Er stellt den klassischen Begriffen wie Anonymität, Abstinenz und Neutralität eine »symmetrische Beziehung« zwischen Analytiker und Analysand gegenüber, die beide zu einer »Metaposition« befähigen soll, um das psychische Geschehen zu reflektieren. Dem Analytiker ermögliche seine eigene Subjektivität, Gegenübertragungsenactments zu verstehen. Eine nicht-intrusive, bestätigende Haltung gegenüber dem Analysanden sei wichtig, ebenso ein *Oszillieren zwischen Abstinenz und Nähe, zwischen Agieren und (nachträglicher) Introspektion, zwischen Deprivation und Befriedigung nicht-triebhafter Ich-Bedürfnisse.* Der Analytiker wird vom mysteriös deutenden Objekt zum teilnehmenden Beobachter. Treurniet betont die Abhängigkeit der Deutungen verschiedener Analytiker von ihren persönlichen Wertvorstellungen: Zum Beispiel könne ein Analytiker die sexuelle Affäre einer Patientin bedenklich finden, während ein anderer sie als wachsende Entscheidungsfähigkeit und sexuelle Befreiung interpretiere, auch wenn beide darin übereinstimmen, dass es sich um ein Agieren der Übertragung handle. Es geht hier nicht darum, ob einer der beiden recht hat, sondern um das Zur-Kenntnis-Nehmen, welch große Rolle die *Subjektivität des Analytikers* spielt und wie sehr wir oft mit widersprüchlichen Aspekten zu tun haben, die in gewisser Weise alle ihre Gültigkeit haben.

Gleichzeitig verunsichert es oft zu bemerken, dass man aus subjektiven Gründen anders gearbeitet hat, als es zum Beispiel Kollegen in Fallbesprechungen vorschlagen, dass man ganz andere Deutungen gegeben oder etwas übersehen oder überhört hat. Zweifel am eigenen Können tauchen immer wieder auf; täten sie es nicht, wäre es oft erst recht bedenklich.

Aber es gibt noch etliche andere Möglichkeiten, die Unbehagen erzeugen können im Zusammenhang mit ethischen Problemen. So ist die Frage, wann man mit welchem Kollegen einen Fall besprechen sollte, um größere Klarheit und Sicherheit zu gewinnen, oft mit langem, unbehaglichem Zögern verbunden.

Noch stärker kann Unbehagen anwachsen, wenn man von einem problematischen beruflichen Verhalten eines Kollegen erfährt und aus Loyalitätsgründen in Konflikt darüber gerät, was man tun soll. So wie

Freud die Psychoanalyse wegen ihres Wahrheitsgehalts empfahl, wussten und sagten manche andere auch deutlich, woran man sich orientieren sollte. Platon ließ Socrates im *Phaidon* sagen: »Wenn ihr mir folgt, dann kümmert euch wenig um Socrates, viel mehr um die Wahrheit« (91 C). Ähnlich bevorzugt Martin Luther in *De servo arbitrio* (1525) die Wahrheit verallgemeinernd: »Amicus Plato, amicus Socrates, sed praehonoranda veritas« (Plato ist ein Freund, Socrates ist ein Freund, aber höher zu schätzen ist die Wahrheit). Und auch bei Miguel de Cervantes finden wir in *Don Quijote* (1615) dieselbe Weisheit: »Amicus Plato, sed magis amica veritas« (Plato ist ein Freund, aber eine größere Freundin ist die Wahrheit). Nur das erste der drei lateinschen Zitate (alle zit. nach Büchmann, 1959, S. 60) enthält noch die Einsicht, dass man bei der Befolgung dieses Rats nicht nur im Sinne des eigenen Ich-Ideals handelt, sondern auch im Sinne der Person selbst, welcher der Wahrheitsbezug gerade zu entgleiten droht.

Das alles sind Krisen. Der Weg heraus führt häufig über eine lange Strecke des Unbehagens, geprägt von einer mühsamen Klärung und Differenzierung und von mutigen und klaren Entscheidungen. Die Wahrnehmung und das Ernstnehmen eines Unbehagens können der Anfang sein, um dieses Gefühl als Arbeitsaffekt zu nutzen.

VI Unterschiedliche Perspektiven dreier Generationen in einem psychoanalytischen Institut

Anhand Batya Gurs Roman *Denn am Sabbat sollst du ruhen*

»Ein begangener Mord ist der reinste Ausdruck der Allmacht.«
Pierre Legendre (2011 [1989], S. 34)

Die Originalausgabe des Kriminalromans *Denn am Sabbat sollst du ruhen* von Batya Gur, einer israelischen Dozentin für Literatur und Gattin eines Psychoanalytikers, erschien 1989 in Jerusalem und bereits drei Jahre später auch auf Deutsch. Er dürfte ein großer Erfolg gewesen sein. Zumindest unter Psychoanalytikern war und ist er vermutlich sehr bekannt. Ich verwende diesen Roman hier, um einige wichtige und charakteristische Züge der Erlebnisweisen von Repräsentanten dreier Generationen innerhalb einer psychoanalytischen Institution zu vergegenwärtigen, ohne Gefahr zu laufen, irgendeine Indiskretion zu begehen. Dabei greife ich hauptsächlich Aspekte heraus, die es eindeutig auch in der Realität der psychoanalytischen Vereinigungen gibt, was wahrscheinlich viele Analytiker aus eigener Erfahrung bestätigen könnten. Doch darauf bezogene Überlegungen würden die Diskretion verletzen.

Aus Rücksicht auf diejenigen – vielleicht sind es vor allem junge Kollegen –, die den Roman möglicherweise erst noch lesen wollen, werde ich nicht verraten, wer den Mord an der 51-jährigen, hochgeschätzten Lehranalytikerin Dr. Eva Neidorf begangen hat. Ich werde mich nur mit ihr, ihrem Lehranalysanden Dr. Schlomo Gold und ihrem 80-jährigen Kollegen und väterlichen Freund Dr. Hildesheimer sowie mit dem Polizisten Inspektor Ochajon befassen, der die analytische Gemeinschaft als Außenseiter betrachtet und in ihren Bann gezogen wird.

1 Die jüngste Generation – Lehranalysand Dr. Gold

Die Erzählung beginnt mit der Schwierigkeit des jungen Dr. Gold, eines Psychiaters in Ausbildung zum Psychoanalytiker, die Ermordung seiner Analytikerin zu überwinden. Er möchte am liebsten, dass das Institut wo anders hin übersiedelt, weil ihn noch immer Panik in diesem Gebäude überfällt, in welchem er an einem Sabbatmorgen, als er vor Beginn der Vorlesung von Dr. Eva Neidorf für alle Kaffee kochen wollte, seine Analytikerin tot in ihrem Sessel sitzend aufgefunden hatte. Allein sie, die als schönste Frau im Institut galt, schlafend zu sehen, wie er zuerst glaubte, war ihm wie ein Sakrileg erschienen. Er kam sich vor wie ein Junge, der der Mutter beim Ausziehen zuschaut, während sie glaubt, er schliefe. Er war im vierten Jahr seiner Analyse, aber seine Idealisierung stattete Dr. Neidorf noch immer mit einer gesegneten Intuition und absolutem Wissen und präzisem Gespür in Bezug darauf aus, wann man einem Patienten was und mit wie viel Wärme sagen muss. Seine Verehrung hatte sich auf das ganze Institutsgebäude ausgedehnt, das ihm so vertraut und sicher wie das Zuhause seiner Kindheit erschien. Nach dem unfassbaren Schock und den anhaltenden Schwierigkeiten kümmerten sich sowohl Dr. Hildesheimer als auch Golds Supervisoren verständnisvoll um ihn. Sie machten ihm aber auch klar, dass er sich nicht mit dem Institutsgebäude, sondern mit seinen Gefühlen befassen müsse, um an den Problemen zu wachsen.

Auf welche Weise Gold diesen ernst gemeinten Ratschlägen gefolgt ist, erfährt der Leser nicht näher. Aber er bemerkt vielleicht später die Identifizierung des Lehranalysanden mit den Analytikern, wenn er Inspektor Ochajon psychoanalytisches Verständnis über Selbstmord und die Folgen ethischer Grenzverletzungen nahezubringen versucht.

Die Erzählung lässt vermuten: Die tiefe Erschütterung, die ein Mord auslöst, hat Gold als ersten, der damit konfrontiert wurde, besonders schwer getroffen. Nicht viel besser wird es den anderen Analysanden ergangen sein, die vielleicht noch nicht so lange mit Dr. Neidorf gearbeitet hatten. Die Intimität der analytischen Situation, die Verflechtungen mit der Kindheit und den in dieser Zeit wurzelnden Wünschen und Ängsten sind in der Schilderung der Betrachtung der vermeintlich schlafenden Analytikerin angedeutet und lassen die Ausdehnung der Gefühle auf den Ort nachvollziehen. Auch die Präsenz der erfahrenen älteren Kollegen wird spürbar, die selbst tief betroffen sind und doch auch auf die anderen achten und ihr analytisches Wissen nutzen können.

2 Die mittlere Generation – Mordopfer Dr. Eva Neidorf

Das Mordopfer, Dr. Eva Neidorf, eine anerkannte Lehr- bzw. Kontrollanalytikerin, gehört der mittleren Generation an und ist besonders hochgeschätzt und erfolgreich. Aber wir lernen sie nicht nur durch den idealisierenden Blick des Analysanden kennen.

Diese zarte, schöne, reife Frau »behandelte ihren Körper wie ein eigenes, von ihr getrenntes Wesen; sie pflegte etwas, was der Pflege bedurfte, mehr nicht« (Gur, 1992, S. 16). Es ist nicht das Bild einer lustbetonten Einheit. Dick aufgetragenes Make-up und Augenschminke scheinen mehr zu sein als nötige Pflege. Ihr Ehemann, der als Geschäftsmann keinerlei Interesse an ihrem Beruf und ihrer Karriere gehabt hatte, war gestorben. Es war für sie nicht einfach, ihre Familie zusammenzuhalten und doch für ihre eigenen Rechte zu kämpfen. Bei Institutsveranstaltungen sah man, wie sie und Dr. Hildesheimer sich vertraulich zulächelten oder sich in der Kaffeepause ernsthaft in einer Ecke unterhielten. »[…] ein Gefühl tiefen Verständnisses ging von ihnen aus und erfüllte den Raum« (ebd., S. 17). Beide waren übereingekommen, »die Nabelschnur endgültig zu durchtrennen« (ebd., S. 90): Die anerkannte Kontrollanalytikerin sollte nicht mehr alle Einzelheiten eines Vortrags mit ihm besprechen, sondern nur noch die Endfassung. Sie war gerade von Chicago zurückgekommen, wo sie ihre Kinder und Enkel besucht hatte. Auf dem Rückflug wollte sie während der Zwischenlandung in Paris eine geschätzte Kollegin treffen, der sie vertraute. Mit ihr wollte sie aus Sorge um die Diskretion die gravierenden ethischen Probleme besprechen, um die es in ihrem nächsten Vortrag gehen würde: Wie kann man Grenzüberschreitungen im eigenen Institut behandeln, ohne die Schweigepflicht zu verletzen? Hildesheimer hatte seine Hilfe ja abgelehnt. Ihr, nicht ihm, würde sie in der Einleitung ihrer Arbeit danken.

Die Mitteilungen können folgende Überlegungen anregen: Eva Neidorf war keine eheliche Beziehung zu einem Mann eingegangen, der gut zu ihr passte. Hätten wir als Analytiker mehr Einblick in ihre innere Realität, würden wir vielleicht ahnen, welche unbewussten Motive sie dennoch zu ihm hingezogen hatten. Der Leser erfährt nur, dass sie offenbar das Beste aus einer schwierigen Beziehung machen wollte, ein durchaus bewusstseinsfähiger Grund, der nicht verdrängt werden muss.

Es ist eine schwierige Situation, in der sich viele Analysanden nach Abschluss ihrer Analyse befinden: Sie haben verstehen gelernt, was ihre wesentlichen Bedürfnisse und Wünsche sind und welche die günstigsten Bedingungen für ihre Liebes- Arbeits- und Genussfähigkeit, aber viele ihrer früheren Entscheidungen sind schwer rückgängig zu machen, ohne viel zu zerstören. Es ist, als müssten sie auf einen fahrenden Zug *aufspringen* und eine neue Balance finden.

Eva Neidorf fand den Kompromiss, ihre Familie zu schützen, aber nicht auf eine eigene Karriere zu verzichten. Ein Konflikt zeigt sich allerdings in der Abhängigkeit von ihrem älteren Kollegen Hildesheimer, dessen Patientin und spätere Schülerin sie gewesen war: Sie willigt zwar ein, selbstständiger arbeiten zu wollen, ist ihm aber dennoch böse. Das zeigt sich auch in der kleinen Rache, nicht mehr ihm, sondern einer Kollegin für die Unterstützung in der Einleitung ihres Vortrags danken zu wollen. Hinter solchen unscheinbaren narzisstischen Kränkungen können sich größere und ältere Verletzungen verbergen. Die schwierige und unvollständige Auflösung der Übertragungsbeziehung ist unübersehbar.

3 Die älteste Generation – Kollege Dr. Hildesheimer

Den alten Mann freut es, wenn das Institut an den Sabbatmorgen voller junger und älterer Mitglieder ist und das Haus lebt und atmet, während sonst wegen der Analysestunden rücksichtsvolle Stille herrschen muss. Hildesheimer hatte schon vor 20 Jahren seine täglichen acht Arbeitsstunden auf sechs reduziert, mit fürsorglicher Strenge kontrolliert von seiner Frau. Ihn rief der junge Kollege Gold an, als er endlich begriffen hatte, dass seine Analytikerin tot war. Er bat Dr. Hildesheimer, sofort ins Institut zu kommen, weil etwas Schreckliches passiert sei. Augenblicklich empfand Gold Erleichterung, als fiele die ganze Last der Verantwortung von ihm ab. Hildesheimer zögerte kurz und sagte: »Gut. Sofort« (ebd., S. 23). Dass Gold sich zweimal vorgestellt hatte statt zu sagen, worum es ging, war Grund genug, um seine Besorgnis zu erregen. Als Hildesheimer im Institut den Tod von Eva Neidorf festgestellt hatte, schloss er bleich das Zimmer ab und verständigte die Polizei. Gold sah Furcht und Zorn in seiner Miene. Hildesheimer drückte Gold sein Bedauern darüber aus, dass ihm dieser Schrecken nicht erspart geblieben ist. Gold konnte nur staunen über die seelischen Kräfte des betagten Analytikers. »Hildesheimers bloße Anwesenheit [war] eine Art Versprechen, dass nicht alles gänzlich zusammenbrechen werde. Wenn Hildesheimer die notwendigen Worte finden konnte, war noch nichts verloren« (ebd., S. 27), auch wenn sie nicht so warm wie sonst klangen. Gold, der sich nicht entschließen konnte, diesen Ort, der bisher der sicherste für ihn gewesen war, zu verlassen, sah Hildesheimer später die Hand einer Kollegin streicheln – eine noch nie im Institut beobachtete Geste. Die anderen waren mittlerweile auch zur Vorlesung gekommen und mit der unfassbaren Nachricht konfrontiert worden. Hildesheimer, der Vorgänger von Neidorf in der Ausbildungsleitung, übernahm es, mit Inspektor Ochajon von der Polizei zu sprechen und dessen Fragen zu beantworten. Er erklärte ihm auch die Aufgaben der Ausbildungskommission und die ungewöhnliche Art der Arbeit der Analytiker in ihrer

> »Einsamkeit des Therapeuten […]. Und wenn man Tag für Tag seine eigenen Bedürfnisse leugnen muß, wenn man bereit sein muß, sich entweder Beschuldigungen anzuhören, die jeder Grundlage entbehren, oder aber geliebt zu werden wegen Eigenschaften, die man nie besessen hat, dann entsteht das Bedürfnis, mit Kollegen zusammenzusein, um sich auszutauschen und dazuzulernen, um Sicherheit und Bestätigung zu bekommen und auch sachliche Kritik zu hören. Man sucht sich ein Gefühl der Zusammengehörigkeit, einer gemeinsamen Tradition, die die eigene Arbeit begründet« (ebd., S. 82f.).

Das Gefühl der Zusammengehörigkeit – davon ist Hildesheimer überzeugt – führt auch junge Leute ins Psychoanalytische Institut, ebenso wie die anspruchsvolle Ausbildung. Der Mord an seiner ehemaligen Patientin und Schülerin, die ihm auch eine Freundin geworden war in den vergangenen Jahren, erschüttert Hildesheimer zutiefst. Dennoch schafft er es, neben seiner Arbeit mit seinen Patienten die Polizei möglichst gut zu unterstützen, um das Individuum zu überführen, das in hemmungslosen Omnipotenzphantasien alle Grenzen überschritten und als letzten Ausdruck der Allmacht den Mord begangen hatte.

Die große Bedeutung, die der langjährige Ausbildungsleiter für das Institut, für die angehenden Analytiker aber auch für die ehemaligen Analysanden hat, wird hier sehr deutlich spürbar. Es ist seine wache und einfühlsame Präsenz, seine absolute Verlässlichkeit und Ruhe und seine ernsthafte, realistische Wertschätzung der psychoanalytischen Arbeit, die selbst in dieser Krisensituation Sicherheit gibt. Die Not der anderen in diesem Schockzustand vergrößert zusätzlich durch die Idealisierung des vertrauten betagten Mitglieds Dr. Hildesheimer die Wichtigkeit von dessen Anwesenheit; Er wirkt wie ein Garant des Überlebens und der Integrationsmöglichkeit.

4 Der Außenseiter – Inspektor Ochajon

Was Inspektor Ochajon, der noch nie mit diesem Institut zu tun hatte, als erstes im Gespräch mit Dr. Hildesheimer auffällt, ist, dass dieser über die Psychoanalyse keine Witze macht. Man muss also annehmen, dass er die Psychoanalyse bisher nur im Kontext von Scherzen kannte. Tatsächlich meint er verwundert, »er habe nicht gewusst, dass man so etwas noch praktiziere« (ebd., S. 33). Die Mitglieder, die er im Institut trifft, erscheinen ihm sehr beherrscht und kooperativ. Im Zuge seiner Ermittlungen nimmt er auch Kontakt mit jener Pariser Analytikerin auf, mit der Eva Neidorf über die berufsethischen Probleme ihres Vortrags gesprochen hatte. Seine anfängliche Enttäuschung, keine besonders elegant gekleidete und geschminkte Dame vor sich zu sehen, obwohl sie als die bedeutendste Analytikerin des Pariser Instituts gilt, verfliegt durch ihre Wärme und ihren klugen, lächelnden Blick. Ochajon denkt, dass es diese Wärme und Spontaneität war, die zur Freundschaft zwischen ihr und Neidorf geführt hatte; und mit nahezu analytischem Spürsinn vermutet er, dass diese beiden Eigenschaften der Ermordeten womöglich gefehlt hätten und dass auch die räumliche Distanz vorteilhaft für die Beziehung gewesen sein könnte. Neidorf hatte sich vor allem für den Fall einer Liebesaffäre zwischen einem Analytiker und einer Patientin am Pariser Institut interessiert und wie man dort mit dieser Entgleisung umgegangen war. Ochajon ahnt nun, dass es sich bei dem Mordmotiv um die Furcht vor einer ähnlichen Aufdeckung handelt. Die Französin war sehr berührt vom Tod ihrer Kollegin und dass sie – ohne es zu ahnen – Eva Neidorf vor Kurzem zum letzten Mal gesehen habe: »[...] so sei es immer, immer habe man das Gefühl, man habe noch unendlich viel Zeit« (ebd., S. 309). Ochajon kommt der Lösung des Falles immer näher und muss Hildesheimer um die Mithilfe bei der endgültigen Aufklärung und um die Absage einiger Analysestunden bitten, was dieser ungern tut. Als er mit dem Analytiker in dessen Arbeitszimmer sitzt, sehnt er sich plötzlich danach, selbst auf der Couch zu liegen und in den dämmrigen Raum zu sprechen. Die einladende Couch versprach Ruhe und die Möglichkeit, sich fremden, aber vertrauenswürdigen Händen zu überlassen. Aber das war nicht der Zweck seiner Anwesenheit. Er war hier, um insgeheim mit seinen Technikern das Gespräch aufzuzeichnen, das Hildesheimer nun mit jemand Verdächtigem führen würde. Der Plan gelingt in einer hochdramatischen Situation, die auch für den Analytiker gefährlich wird. Ochajon kann ihn nur mit Mühe aus den mörderischen Händen mit den abgenagten Fingernägeln retten.

Eines der beliebtesten Vorurteile ist, die Psychoanalyse sei überholt. Auch dieser Inspektor hält sie für irgendeine veraltete Methode, über die man Witze macht. Aber die Analytiker beginnen ihn zu beeindrucken und zu interessieren durch ihr beherrschtes und doch empfindsames Verhalten und ihre ihm fremden Einblicke ins Seelenleben. Sogar von der subjektiv empfundenen Zeitlosigkeit hört er. Allen voran ist Hildesheimer für ihn eine bemerkenswerte Persönlichkeit, die ihn auch zum Nachdenken über seinen eigenen Lebensweg bringt. Und zuletzt kann er sich sogar selbst vorstellen, wie wohltuend es sein könnte, auf Hildesheimers Couch zu liegen – eine vage Sehnsucht nach der »vertrauensvollen Passivierung« (Green, 2003, S. 101).

Die Bedeutung der individuellen Erfahrung spielt auch im folgenden Kapitel eine Hauptrolle.

Nicht die tragische Ermordung einer Analytikerin und die darauf folgenden Erschütterungen im Institut wollte ich mit dem Roman veranschaulichen, sondern Beispiele unterschiedlicher konflikthafter Spannungen aufzeigen, die Unbehagen erzeugen und seelische Arbeit verlangen. Mitten in der analytischen Ausbildung erschweren hier regressive Idealisierungen und Ängste das Ertragen des traumatisierenden Verlusts. Bei der erfolgreichen Analytikerin erkennt man die Schwierigkeit – nach der Analyse – ein Gleichgewicht zu finden und zu halten zwischen dem, was man im eigenen Leben als wichtig erkannt hat, der Akzeptanz von Versäumtem, von Unsicherheit und Unvollständigkeit. Und im Alter, das zwar viel wertvolle Erfahrung und Verstehensmöglichkeiten mit sich bringt, müssen ebenfalls Fehlschläge und Verluste verkraftet werden. Trotzdem spürt selbst ein Außenstehender die Kraft und Anziehung der Psychoanalyse.

Manches davon wird uns in den letzten beiden Kapiteln noch beschäftigen.

VII Exkurs zu Wilfred W. Bions *Learning from Experience* und *Experiences in Groups*

Wir versuchen hier, das häufig registrierte Unbehagen als Arbeitsaffekt zu nutzen. Das Unbehagen drückt ein vages, unsicheres Gefühl aus, das darin besteht, dass man (noch) nicht einmal recht weiß, warum man sich unbehaglich fühlt. Damit haben wir in gewisser Weise ohne bewusste Absicht einen Weg eingeschlagen, der Ähnlichkeit mit der Empfehlung hat, die Bion seinen Lesern im Vorwort zu seinem Buch *Learning from Experience* (1962; im Folgenden wird die dt. Ausgabe *Lernen durch Erfahrung* [1992] zitiert) gibt.

1 Das Aushalten von Unsicherheit

In *Lernen durch Erfahrung* stellt Bion ein Nicht-Wissen an den Beginn, das gleichzeitig zu akzeptieren und zu übergehen ist, denn die Unklarheiten werden »beim Weiterlesen klarer werden« (ebd., S. 41). Nicht-Wissen erzeugt Unsicherheit und steht im Gegensatz zu einem erstrebenswerten Gefühl von Sicherheit (Sandler, 1987). Statt Sicherheit zu erleben braucht der Analytiker aber sehr oft die Fähigkeit, Unsicherheit auszuhalten. In der psychoanalytischen Literatur ist es nahezu zum Topos geworden, im Zusammenhang mit dieser Fähigkeit, Unsicherheit zu ertragen, den englischen romantischen Dichter John Keats (1795–1821) mit seiner Beschreibung der »negative capability« zu zitieren: »Eine *negative Fähigkeit* ist es, wenn jemand in Unsicherheiten, Geheimnissen und Zweifeln sein kann, ohne gereizt nach den Fakten und der Vernunft zu greifen« (Gross, 2017).[18] Dieses Zitat hatte Bion begeistert.

---

18 »Negative capability, that is, when man is capable of being in uncertainties, mysteries, doubts, without any irritable reaching after fact and reason« (Keats, 1817; zit. nach Snell, 2013, S. 20).

Bion (1992 [1962]) schlägt seinen Lesern vor, »das Buch zunächst einmal in einem Zug durchzulesen, ohne sich bei Teilen aufzuhalten, die am Anfang unverständlich sein mögen« (ebd., S. 41). Er rechnet also mit einem Nicht-Wissen, einem Unverständnis, das ausgehalten werden muss, sodass der Leser hier und jetzt im Akt des Lesens selbst die Erfahrung des Lernens machen und so zum Autor »seines« Buchs werden muss (Ogden, 2004). Er *überredet* gleichsam den Leser zu der Anstrengung, sich selbst um Klärung zu bemühen mit dem beschwichtigenden Hinweis, »daß ihm damit nicht einfach Mühe aufgebürdet wurde, die ich mir erspart habe« (Bion, 1992 [1962], S. 41; vgl. auch Ogden, 2004). Das Erkennen, dass man etwas nicht weiß oder nicht versteht, führt dabei nicht zu einem resignierenden Stillstand oder einem Abbruch, sondern die Denkbewegung und eine Art gleichschwebende Aufmerksamkeit werden fortgesetzt.

Ganz ähnlich sieht Bion in *Experiences in Groups* (1989 [1961]) eine Hauptaufgabe des Leiters einer Gruppe darin, die anderen Gruppenmitglieder zu »überreden, das Studium von Spannungen in der Gruppe zu ihrer« (ebd., S. 29, 118) gemeinsamen, eigenen Aufgabe zu machen und von der Erwartung abzurücken, dass der Gruppenleiter das Problem einfach lösen könne.

Was Bion von seinen Gruppen-Erfahrungen beschreibt, hat meines Erachtens in vielfacher Hinsicht Gültigkeit für das Vereinsleben psychoanalytischer Institute, auch wenn man sich vor Augen halten muss, dass es sich hier nicht um eine therapeutische Gruppe handelt, sondern um eine Arbeitsgruppe.

Vielleicht müsste man dabei auch bedenken, dass Psychoanalytiker sich dem Leben in der Gruppe der Institution, im Vergleich zu Bions Gruppenmitgliedern in Militärkrankenhäusern, in denen er 1940–1945 in psychiatrischen Abteilungen arbeitete, aus der entgegengesetzten Richtung nähern. Von letzteren berichtet Bion, dass sie den therapeutischen Wert des militärischen Drills erfahren hatten. Im Gegensatz dazu sind Psychoanalytiker in einer ganz anderen Art von Disziplin durch ihren beruflichen Alltag geübt. Innerhalb des festgelegten analytischen Settings, dieses notwendigen sicheren Rahmens, herrscht größtmögliche Freiheit, um Neues und Verborgenes zu entdecken. Die analytische Haltung hat mehr mit Zuwarten, Zuhören und Zulassen von Affekten und Stimmungen sowie von scheinbar ungeordneten Widersprüchen zu tun als mit raschem Befehlsgehorsam nach Kommando und strategischer Ordnung. Es müssen erst im inneren Chaos die Anfänge des möglichen Neuen gesehen und gegebenenfalls aufgegriffen werden. Erst nachträglich kann sich der Analytiker wieder um eine Ordnung und Struktur des neu gewonnenen Wissens bemühen und es vielleicht auch konzeptualisieren.

Zu dieser Gegenüberstellung unterschiedlicher Vor-Erfahrungen in anderen Tätigkeiten passt es sehr gut, dass Bion zur Frage der »Heilung« meinte: Der Patient brauche oft nicht unbedingt noch mehr Einblick in sein Unbewusstes, sondern er müsse »stärker und disziplinierter sein« (»be stronger and more disciplined« [Bion, 2005, S. 42]) um nicht nur auf einen Himmel auf Erden vorbereitet zu sein, sondern auf alles, was kommt (vgl. auch Kap. I/2.3).

2 Bions Ergänzungen zu Freuds Theorien über die Gruppe

Bion möchte Freuds Theorien über die Gruppe ergänzen und den von Freud beschriebenen Krieg, der sich in der Kultur zwischen Individuum und Gruppe abspielt, erweitern. Er versucht zu zeigen, dass der Kampf nicht nur im kulturellen Bereich stattfindet, sondern auch innerhalb der Persönlichkeit des Individuums. Es ist eine kämpferische Auseinandersetzung mit jenen emotionalen Aspekten der individuellen Persönlichkeit, die auch die Dynamik in Gruppen bestimmen und die nach Melanie Klein zur paranoid-schizoiden und depressiven Position gehören. Freud habe die Familie als Prototyp aller Gruppen erkannt, sei aber nicht näher auf die emotionalen Triebe in der Gruppe eingegangen (Bion, 1989 [1961]). *Alle Gruppen stimulieren und frustrieren gleichzeitig das Individuum,* das sich einerseits zwecks Befriedigung seiner Bedürfnisse zur Gruppe hingezogen fühlt und andererseits durch primitive Ängste an der Befriedigung gehindert wird.

2.1 Die Basisannahmen

Bion unterscheidet drei mögliche Basisannahmen (»basic assumptions«) (ebd., S. 146ff.), auf denen eine aktuelle Gruppendynamik basieren kann:

1. »Dependent group«: Die einzelnen Gruppenmitglieder stellen eine exklusive Beziehung zur Gruppenleitung her, die sie zur Gottheit machen, und haben kaum Kontakt untereinander, höchstens

um ihren Glauben zu bewahren, dass sie hier sind, um behandelt zu werden.

2. »Pairing group«: Es können sich zwei Gruppenmitglieder zusammenschließen und den Rest der Gruppe mehr oder weniger ignorieren. Auch hier soll Hoffnung aufrechterhalten werden: »Only by remaining a hope does hope persist« (ebd., S. 151f.). Deshalb muss sie unerfüllt bleiben. So soll es – im Gegensatz zur abhängigen Gruppe oder zur Gruppe, die kämpfen oder fliehen will – noch keine Leitung geben. Gleichgültig, ob diese nun eine Person oder Idee wäre, sie sollte die Gruppe vor Hass, Zerstörung oder Verzweiflung retten.
3. »Fight-flight group«: Eine andere Gruppe will kämpfen oder fliehen und sie akzeptiert Führung nur, wenn diese eines von beiden fördert. Dieser Gruppe fehlt die Fähigkeit zu Verständnis und Liebe, ohne die es kein Verstehen gibt (ebd., S. 161).

Es wird hier deutlich, dass die treibende Kraft in der Gruppe von *Emotionen* ausgeht. Sie sind es, die keinen Raum für Verstehen schaffen oder lassen; und doch entscheiden sie über die Akzeptanz oder Ablehnung von Vorschlägen. Gespeist aus dem Unbewussten ignorieren Emotionen die Zeit und vermeiden die Schmerzen von Anstrengung und Entwicklung (ebd., S. 159).

2.2 Die »gute, gesunde Gruppe«

Bion versucht eine Annäherung an die Vorstellung einer »guten, gesunden Gruppe« (»good, healthy group« [ebd., S. 25f.; S. 181]) folgendermaßen:

1. Sie hat einen gemeinsamen Zweck (z. B. einen Feind zu besiegen oder ein Ideal zu verteidigen).
2. Es gibt eine gemeinsame Anerkennung der Grenzen der Gruppe sowie ihrer Position und Funktion in der Beziehung zu größeren Gruppen.
3. Sie hat die Fähigkeit, neue Mitglieder aufzunehmen, aber auch Mitglieder gehen zu lassen, ohne Furcht, die Gruppen-Individualität zu verlieren.
4. Sie hat keine rigiden, exklusiven Untergruppen. Wenn doch, steht weder sie selbst noch eines ihrer Mitglieder im Mittel-

punkt. Ihr Wert und ihre Funktion werden allgemein anerkannt.
5. Jedes Mitglied wird nach seinem Beitrag zur Gruppe geschätzt und in seiner Bewegungsfreiheit nur durch die von der gesamten Gruppe aufgestellten Regeln eingeschränkt.
6. Die Gruppe hat die Fähigkeit, Unzufriedenheit wahrzunehmen und damit umzugehen.
7. Die kleinste Gruppe besteht aus drei Personen.

2.3 Erkenntnisse für psychoanalytische Institutionen

Wenn wir diese Erkenntnisse auf psychoanalytische Institutionen zu übertragen versuchen und Bions wiederholte Hinweise beachten, dass die Leitung nicht nur Personen zugewiesen werden kann, sondern auch einer leitenden Idee, dann fällt auf, dass der Eintritt in die Gemeinschaft von Analytikern eine besondere, schwierige Ausgangsposition hat, die entweder die Beibehaltung von *Abhängigkeit* oder die verstärkte Abwehr dagegen nahelegt. Beides verbindet sich leicht mit einem Sträuben gegen individuelle Entwicklung, was sich zum Beispiel in der Auswahl von Fachliteratur zeigen kann, wenn man ausschließlich Autoren liest, die der eigene Analytiker oder seine Nachfolger vermutlich geschätzt hätten und jedes andere Interesse an neuen Gedanken vermissen lässt.

Auch die Tendenz zur *Paarbildung* kann sich in der eigenen Analyse verfestigt haben, so wie es in jedem Stadium zu einer Fixierung kommen kann, die Weiterentwicklung und Wissensdrang hemmt.

Zum *Kampf* motivieren in psychoanalytischen Institutionen am leichtesten Außenfeinde, wie sie zum Beispiel in den Repräsentanten der Krankenkassen gefunden werden können seit der unterstützenden Fremdfinanzierung von Analysen. Das hat sowohl den Vorteil, für eine gerechte Sache zu kämpfen als auch die Passivität und Begehrlichkeit von Patienten, aber auch die eigene, nach außen abzulenken.

Ebenso haben alte Bindungen, die im Verborgenen über Generationen (Erlich, 2009) fortbestehen sowie die verschiedenen theoretischen Ausrichtungen innerhalb der psychoanalytischen Vereinigung zumindest latent oft kämpferischen Charakter und versuchen, sich so gegen unbewusste eigene Unsicherheiten und zerstörerische Tendenzen stark zu machen. – Eine Fluchtmöglichkeit wird gelegentlich unter Verlust der Gruppe durch Austritte aus der Vereinigung gewählt.

2.4 Die Gruppenleitung

Emotionen sind im Vergleich zum Wissen die älteren und stärkeren Kräfte, und sie heften sich auch leicht an Personen, die unbewusst mit der Befriedigung emotionaler Bedürfnisse verknüpft werden. Dazu eignet sich besonders der Vorsitzende einer Institution. Allein diese Position kann die Vorstellung von Macht, Hoffnung oder Vertrauen wecken. Aber die Chance der Machtposition liegt nicht in der Erfüllung dementsprechender Wünsche, sondern in ihrem Erkennen und Umformen, sodass die Mitglieder aus ihrer begehrlichen Passivität zu umsichtiger Aktivität finden. Mit dem emotionalen Leben der Gruppe in Kontakt zu kommen erscheint allerdings so schwer wie für das Baby, sich mit der Brust zurechtzufinden und zu verstehen, dass sie manchmal da und manchmal nicht da ist (Bion, 1989 [1961], S. 141f.). In leitender Position geht es zunächst darum, auch diese Unsicherheit auszuhalten und dann um die enttäuschten Hoffnungen, die leitende Person könnte die Probleme der Gruppe lösen und müsste nicht ebenso wie sie zuvor mühevolle Arbeit auf sich nehmen. Bion überredete deshalb seine Gruppe, selbst zunächst die Ursachen von Spannungen zu studieren und dann mit Vorschlägen wiederzukommen. Damit wirkt man der Gefahr entgegen, bevor eine Diagnose vorliegt mit einer Behandlung vorzupreschen. Diese Hilfe zur Selbst-Heilung hält nicht nur die für manche Gruppen nötige Hoffnung in der Schwebe, sie verlangt auch das Erkennen eigener Widerstände, nach deren Überwindung erst weitreichende Verbesserungen möglich sind.

Wer den Vorsitz in einer psychoanalytischen Gruppe innehat, verfügt idealerweise über Vorteile, die andere Präsidenten nicht haben. Er kennt zum Beispiel die Basisannahmen, dass es auch in der Institution um Abhängigkeit, Paarbildung oder Kampf- und Fluchttendenzen gehen kann, dass sich darin Schuldgefühle und Depressionen, Hoffnung, Ärger und Hass sowie Ängste, Neid oder Liebe verbergen können und dass sich derartige Impulse ohne bewusste Absicht unvermeidlich und automatisch einstellen und sich auch miteinander vermengen können. All diese verborgenen Emotionen verbinden wie Zement (Bion, 1989 [1961], S. 166).

Noch wichtiger ist für das leitende Individuum einer Gruppe wohl seine analytische Erfahrung, die es daran denken lässt, dass selbst seine überzeugendsten Deutungen ihre Kraft schlagartig verlieren können, wenn es mit einer taktlosen Bemerkung oder leeren Blicken konfrontiert wird (ebd., S. 148). Das ist ein Moment, in dem man sich selbst, sonst Zentrum ödipaler Konfigurationen, vom fragenden Blick einer Unheil ausbrütenden Sphinx getroffen fühlen mag (ebd., S. 162).

Die ideale Gruppenleitung beschreibt Bion weiter folgendermaßen:

- Sie ist präsent.
- Sie nimmt Unzufriedenheit und Widerstände wahr, ist nicht bloß öffentlich in Gruppensitzungen, sondern auch für die Einzelnen erreichbar und weiß um ihre Furcht vor dem Verlust ihrer Besonderheit.
- Sie tariert behutsam im Rahmen ihrer Aufgaben und Möglichkeiten Gegensätze zwischen dem Aushalten und Bremsen sowie der Beachtung der Gruppe und des Individuums aus.
- Sie weiß von den Aktivitäten der Mitglieder außerhalb der Institution, bewertet aber nur die Leistungen innerhalb der Institution. (Ein guter Klinikchef muss kein guter Analytiker sein und umgekehrt.)
- Sie kann Mitglieder aufnehmen, aber auch gehen lassen.
- Sie erkennt die Basisannahmen, deutet sie aber eher nicht, sondern geht von den Handlungen aus.
- Sie ist mit der Zeitlosigkeit des Unbewussten vertraut und gibt doch selbst klare zeitliche Strukturen vor.
- Sie weiß, dass die Basisannahmen mit dem Ignorieren zeitlicher Strukturen und der Ablehnung mühsamer Entwicklungen verbunden sind, versucht aber, die Gruppenmitglieder zur Übernahme aktiver Verantwortung zu überreden.
- Sie hält den Verdacht aus, die Gruppe zu manipulieren, tut es aber nicht, sodass sich der Verdacht nie bestätigt (ebd., S.161).

Hier ist wohl für manches Individuum in der Gruppe der Gipfel der Versagungen erreicht: Nicht nur, dass sich keine zufriedenstellend exklusive Beziehung zur Gruppenleitung einrichten lässt und dass diese nicht so aktiv leitet wie erwünscht, nicht nur, dass es zwar Hoffnungen gibt, aber (noch) keine Erfüllung und nicht nur, dass sich positive Entwicklungen nicht ohne eigene Belastung oder sogar schmerzhafte Anstrengung vollziehen, es winkt keinerlei Aufwandsersparnis und Abnahme von Mühe.

Es gibt auch keine Chance, im Gefühl der Zeitlosigkeit und Passivität zu versinken, denn selbst das eigene Nichtstun macht etwas mit der Gruppe, in der sich offenbar niemand dem Geschehen entziehen kann und somit jedes Gruppenmitglied für die Gruppe verantwortlich wird ebd., S. 58, 118.). Die Hoffnung auf das tatkräftige Eingreifen eines Leiters oder das spontane Auftauchen einer rettenden Idee wird gewöhnlich weder erfüllt noch eliminiert.

Eine Gruppe ist selbst ein Hort der Unsicherheit, wie Bion in seinen *Experiences in Groups* (1989 [1961]) überzeugend darstellt. Seine hier beschriebenen gruppendynamischen Erfahrungen stammen, wie bereits erwähnt, aus der Zeit, in der er in einem Militärkrankenhaus eine psychiatrische Abteilung leitete. Es handelte sich also um *therapeutische Gruppen.* Mehrfach verweist er aber darauf, dass die meisten seiner Beobachtungen wohl allgemeine Gültigkeit haben, was jeder Leser mit seinen bisherigen Erfahrungen in Gruppen überprüfen möge.

Bion fasst auch die Charakteristika einer *Arbeitsgruppe* zusammen, die natürlich einer Institution näher steht als eine therapeutische Gruppe. Sie kommt zum Zweck einer Aktivität zustande. Die Gruppenzugehörigkeit ist freiwillig und verlangt von den Mitgliedern bestimmte Voraussetzungen in Bezug auf Ausbildung und Fähigkeiten. Da Aktivitäten in die Realität eingreifen, sind rationale Methoden gefordert und daher »wissenschaftlich, wenn auch in noch so embryonaler Form« (ebd., S. 143). Deshalb ähnelt eine solche Gruppe dem Ich, wie es Freud 1911 in *Formulierungen über zwei Prinzipien psychischen Geschehens* (1911b) beschrieb (Bion, 1989 [1961], S. 143ff.). Die allen Gruppen gemeinsamen Basisannahmen mit ihren mächtigen emotionalen Trieben nehmen Einfluss auf die Aktivität der Arbeitsgruppe, behindern sie, lenken sie um oder fördern sie bisweilen.

VIII Viele Kongresse und die Klage »Keiner hört zu!«

Vielleicht ist es hilfreich, wenn wir versuchen, Bions Gedanken zu Erfahrungen in Gruppen bei einigen Überlegungen über das Unbehagen in psychoanalytischen Institutionen einzubeziehen.

In Kapitel I/3 war von Polands Vortrag »Probleme des kollegialen Lernens in der Psychoanalyse: Narzissmus und Neugier« (2009) auf dem 46. IPV-Kongress in Chicago die Rede und von seinem deprimierenden Resümee, dass wir einander in einem schockierenden Ausmaß nicht zuhören und nicht stolz sein können auf unsere bisherigen Fortschritte in der Meisterung dieser kollegialen Aufgabe. Ähnlich hatte Green (2007) anlässlich eines Forschungsprojekts festgestellt, wie ungenau und unvollständig unser Wissen und unsere Vorstellungen über die Konzepte anderer Analytiker sind. Donnet (2009) hat ebenfalls echte Debatten vermisst und gemeint, dass auf Kongressen der geeignete Rahmen dazu fehle. Viele Kollegen können solche Beobachtungen wohl aus eigener Erfahrung bestätigen.

Das Missverhältnis zwischen der Vielzahl von Kongressen, die meist gut besucht sind, und den immer wiederkehrenden Klagen, nicht gehört zu werden, muss uns zu denken geben. Der Eindruck, dass auch viel publiziert und wenig gelesen wird, unterstreicht diese enttäuschenden Bemerkungen.

Poland (2009) unterbreitete auf dem Kongress in Chicago einige Ideen für die Ursachen: fehlender echter Kontakt, eine wachsende Kluft zwischen steigenden analytischen Fähigkeiten und unserer Diskussionsbereitschaft und die Notwendigkeit, unseren kindlichen Narzissmus mit seinen Rivalitäten und dauerhaften Verletzlichkeiten in eine reifere Form des Narzissmus zu transformieren.

Das wird uns aber – wie Bion zeigt – wohl nur gelingen, wenn wir die Ursachen der Probleme und unsere Widerstände gegen eine Verbesserung der kollegialen Beziehungen besser als bisher verstehen können und nicht der Diagnose mit einer Behandlung oder Zielvorgabe vorgreifen. An mangelnder Sensibilität liegt es offensichtlich nicht, sonst würden die klinischen Fortschritte nicht gelingen. Unseren Patienten gegenüber scheinen wir uns sicherer zu fühlen.

1 Überlegungen zu Bions Basisannahmen und unserer Diskussionsbereitschaft

Von Bions (1989 [1961]) drei möglichen Basisannahmen, die eine aktuelle Gruppendynamik bestimmen, ist die Suche nach Abhängigkeit *(dependent group)* ebenso wie ein enger Zusammenschluss unter Ausschluss der anderen Mitglieder jener Zweierbeziehung *(pairing group)*, die uns in der passiven und aktiven Rolle aus der analytischen Situation so vertraut sind, näher als die dritte Basisannahme, die auf Kampf oder Flucht *(fight and flight group)* ausgerichtet ist. In der Erlebnisweise und dem daraus resultierenden Verhalten der einzelnen Mitglieder sind viele Varianten und Mischungen dieser drei Gruppierungen denkbar. Die ersten beiden Gruppen verbindet oft die *vertrauensvolle Passivierung* (Green, 2003).

Diejenigen, die eine individuelle Neigung zum Kämpfen haben, sind für Diskussionen wahrscheinlich besser gerüstet, besonders wenn ihre Lust daran spürbar wird, zum Beispiel durch brillante und aggressive Formulierungen. Einige wenige kann das mitreißen, viele aber dürften sich dem Genuss eher in passiver Bewunderung hingeben.

Die Faszination derart eloquenter Redner erinnert eher an römische Zirkusspiele – hinsichtlich des Wunsches nach Brot und Spielen – als an wissenschaftliche Kongresse. Das liegt aber primär an den Zuhörern, die die mutigen Äußerungen der Referenten still mitgenießen und Bedauern oder Neid darüber empfinden, selbst nicht so eine Rednergabe zu haben. Dabei ließe sich der Neid auch noch zur heimlich-bestätigenden Entrüstung umformulieren: »Gott sei Dank, ich bin nicht so (aggressiv)!«

Ich erinnere mich noch gut, wie ich auf einem Kongress in Amsterdam durch einen Verkehrsstau Greens Diskussionsbeitrag zu einem Vortrag leider versäumte und mein Nachbar, der mir in dem überfüllten Saal einen Sitzplatz reserviert hatte, mir zuflüsterte: »Jetzt hast du das Beste vom ganzen Kongress verpasst!« Green soll begonnen haben mit der Frage zur klinischen Falldarstellung: »Where is the father?« Die

Frage schien den Referenten in die Enge zu treiben und die Faszination der Zuhörer zu steigern.

Wir sehen vielleicht an diesem Beispiel, wie sowohl libidinöse als auch aggressive und destruktive Regungen anziehen und genossen werden. Auch die Möglichkeit ist spürbar, dass eine Frage sehr leicht als ein abwertendes In-Frage-Stellen der Person erlebt werden kann, was der narzisstischen Verletzlichkeit entspräche. Kann aber eine klinisch höchst relevante Frage nicht auch ernst gemeint sein und zur Diskussion gestellt werden? Dazu müsste sie aber von anderen Mitgliedern aufgegriffen werden. Wer mehr die Ambitionen einer abhängigen Gruppe teilt oder eine Paarbildung anstrebt, hat vielleicht keine Valenzen frei, um in eine aktuelle Diskussion mit mehreren Teilnehmern einzusteigen.

Die größere Ähnlichkeit der *dependent group* und der *pairing group* mit der eigenen Analyse und der in ihr erlebten vertrauensvollen Passivierung (Green, 2003) könnte unter Umständen darauf hinweisen, dass die Übertragungsreste doch nicht so gering sind, wie man vielleicht gern angenommen hätte. Sobald man das merkt, kann sich eine neue Betrachtungsmöglichkeit auftun und das Bewusstsein und Verhalten innerhalb der Gruppe in einem erneuerten selbstanalytischen Prozess günstig beeinflussen. Ohne eine solche Bereitschaft oder Möglichkeit zur Selbstreflexion ist die Gefahr der Verdrängung größer und die Kluft zwischen den Emotionen und dem Verhalten größer. Das könnte unter anderem zu dem Fehlen echten Kontakts und offener Debatten führen, was vielfach beklagt wird.

2 Das Auftauchen weiterer Fragen

Dass die meisten dieser Überlegungen zu neuen Fragen führen, sollte uns eher ermutigen statt irritieren, da doch bekanntlich das Malheur der Frage die Antwort ist, denn sie würde das weitere Nachdenken stoppen (Blanchot, 1969, S. 15).

Wenn – wie Poland (2009) meint – echter Kontakt fehlt, hat sich vielleicht ein falscher schützend vorgeschoben, wie das bei der Fehl-Leistung der nur scheinbaren Aufnahmebereitschaft der Fall ist (vgl. Kap. I/4.3). Dann wäre weiter zu forschen, wer oder was wovor geschützt werden soll. Und noch zu weiteren Fragen regt uns Polands Resümee an:

1. Was fördert unsere Arbeit in der analytischen Situation, sodass eine wachsende Sensibilität konstatiert wird?
2. Und was behindert dagegen unsere Diskussionsbereitschaft und unseren beruflichen Austausch untereinander, sodass im kollegialen Umgang seit über 100 Jahren keine großen Fortschritte zu verzeichnen sind?
3. Außerdem: Was provoziert unsere mutmaßliche Regression zum kindlichen Narzissmus, sodass das institutionelle Leben erschwert wird?
4. Und wie könnte die von Poland angesprochene reifere Form des Narzissmus aussehen, die unserem beruflichen Zusammenleben förderlich wäre?

Zur ersten Frage taucht die Vermutung auf, dass es gerade die Vorrangstellung des Individuums sowie der subjektiven Empfindungen und Gedanken ist, die so viel Freiraum anbietet, dass im günstigen Fall gesundes Wachstum – sowohl des leidenden Individuums als auch der psychoanalytischen Methode und vielleicht sogar des Analytikers – ermöglicht wird.

Ich möchte Annäherungen an die zweite und vierte Frage, die wohl zusammenhängen, für das Schluss-Kapitel aufsparen und nur noch versuchen, auf die dritte Frage kurz einzugehen, die den Eindruck erweckt, mit der ersten in Verbindung zu stehen.

Wenn ich eine Provokation des kindlichen Narzissmus in Erwägung ziehe, scheint das eine Schuldzuweisung an die Außenwelt, konkret an die Institution, zu sein. Und tatsächlich empfinden wir ja oft »die Institution« als überfordernd und rücksichtslos. Ein psychoanalytisches Institut ist eine Arbeitsgruppe. Arbeitsgruppen sollen Gedanken in realitätsgerechte Handlungen übersetzen; dadurch sind sie zur Auseinandersetzung mit der Realität gezwungen. Die Basisannahmen, die dabei eine so wesentliche Rolle spielen, sind weder leicht zu erkennen noch anzusprechen. Dennoch dürfen sie nicht ignoriert werden, vor allem nicht von denjenigen, die für eine Gruppe verantwortlich sind. Werden Gefühle generell unterdrückt, lähmt dies auch die intellektuelle Aktivität. Die Gefühle müssen also erkannt werden und sobald sie sich in Handlungen ausdrücken und dadurch evident werden, sind sie zu benennen, sodass Konflikte gemeinsam bearbeitet werden können. Bion bezeichnet die Organisation einer Arbeitsgruppe und die Struktur, die sie vorgibt, als ihre »weapons« (Bion, 1989 [1961], S. 170). Doch diese

»Waffen« sind ein Produkt der *Kooperation* der Institutsmitglieder. Es ist also unvermeidlich, dass der Ball an uns zurückgeht. Der Gegenpart der Kooperation sind die *Basisannahmen.*

Die dominierende Kraft der Basisannahmen stammt von *Gefühlen und Triebregungen,* welche die Individuen zwingen, nach Befriedigung zu suchen. Wir erinnern uns daran, dass die Basisannahmen unabsichtlich, automatisch und unvermeidlich gemacht werden: »involuntarily, automatically, inevitably« (ebd., S. 165). Bion kam zu dem Schluss, dass die Funktionen einer Arbeitsgruppe samt ihrem oft sehr emotionalen Verhalten im Zusammenhang mit einer der drei Basisannahmen stehen. Auch Kombinationen sind möglich und machen das Geschehen noch komplexer. Diese Verknüpfungen sind deshalb schwer zu sehen, weil Emotionen wie Angst, Furcht, Hass und Liebe in allen drei Gruppen vorkommen. Sie verdecken die jeweilig aktive Basisannahme und werden mit ihr durch Schuldgefühle und Depressionen wie in Zement gegossen (ebd., S. 165f.). Wir müssen annehmen, dass ein Ignorieren oder eine Unterdrückung der Emotionen nicht nur zur intellektuellen Lähmung führt, sondern auch zur Verfestigung des bindenden und tragenden »Zements«. Dann bleibt dem Individuum nur mehr der Rückzug in frühere und früheste Formen der Befriedigung, die als infantiler Narzissmus zutage treten.

Die günstigere Entwicklung wäre das Erkennen der aktuellen Basisannahmen, ihr Ansprechen und eine gemeinsame Suche nach Lösungen, die *eine teilweise emotionale Befriedigung* erwarten lassen, wie sie auch Bleger (2013 [1967]; vgl. Kap. I/4.1) und Kernberg (1988; vgl. Kap. I/4.4) nahelegen. Das könnte zu größerer Offenheit und Aktivität und damit auch zu vermehrter Diskussionsbereitschaft führen.

IX Die beendete eigene Analyse – Und danach?

> »Die Analyse ist dann zu Ende, wenn sich Analytiker und Analysand nicht mehr zu regelmäßigen Sitzungen treffen.«
>
> *Sigmund Freud (1937c, S. 63)*

1 Die endliche und die unendliche Übertragung

Diese pragmatische Feststellung Freuds beschreibt lediglich den in der äußeren Realität evidenten Sachverhalt eines Patienten, der sich nur der Analyse unterzieht, um seinen Leidensdruck loszuwerden und danach – hoffentlich »geheilt« – von dannen zieht. In seiner inneren Realität wirkt, zunächst in einem längeren Trauerprozess und später vielleicht nur mehr in hilfreichen Erinnerungen, der Analytiker bzw. die analytische Situation weiter, bis sie zu einem gewohnten und daher kaum noch wahrnehmbaren Teil seiner Persönlichkeit geworden ist. So könnte das Musterbeispiel einer gelungenen Analyse und ihres weiteren Schicksals in grober Vereinfachung und Vernachlässigung der Frage nach neuen Krisen aussehen.

Für den Analysanden, der von vornherein oder im Laufe seiner Analyse den Beruf des Analytikers anstrebt, ist die Situation anders, und zwar nicht nur aus äußeren, sondern auch aus inneren Gründen. Auch er hat als offizielle Version dafür, dass die Analyse beendet ist, den äußeren Beweis durch den Wegfall seiner Therapiesitzungen. (Der erwartete damit anwachsende Reichtum durch das gesparte Honorar erweist sich trotzdem meist als Illusion; es war vielleicht doch nicht so hoch.) Jedenfalls wird der angehende Analytiker seinen Analytiker weiter in der Institution sehen und vielleicht auch mit ihm Kontakt haben. Mehr aber fällt die innere Realität ins Gewicht, denn die Identifizierung mit seinem Analytiker hat sich in irgendeiner individuellen Weise realisiert, indem der Analysand nun selbst zum Analytiker wird. Es geht also um die eigene Identität in ihrem beruflichen Aspekt. Sie wird ein Arbeitsleben lang Thema bleiben, wie Zwiebel in seinem Buch mit dem auf

Margarete Mitscherlich-Nielsen zurückgehenden Titel *Was macht einen guten Psychoanalytiker aus?* (2013) zeigt und darin auch auf die Gefahr eines falschen Analytiker-Selbst eingeht.

Mehrfach ist bisher die Feststellung aufgetaucht, dass sich Freuds ursprüngliche Erwartung (1907a), der Analytiker möge nach der Analyse wieder wie vorher zum Fremden werden, absolut nicht erfüllt (Erlich, 2009, 2013, 2015; Sklar & Parsons, 2011; Young, 2013).

Freud selbst hatte sich danach noch drei Jahrzehnte mit der Erforschung dieser mit der Übertragung zusammenhängenden Phänomene des Erinnerns, des Wiederholens, des Wiederholungszwangs und des Durcharbeitens befasst. Er geriet im »Fall Dora« (Freud, 1905e) in Sackgassen und auf Holzwege auf »diesem labyrinthischen Weg zum Kern des Unbewussten« (Hock 2012, S. 162) und musste das Scheitern seiner Bemühungen erfahren:

> »Freud hätte [...] trotz seiner mangelhaften Handhabung der Übertragung den Automatismus durchbrechen können, wenn er es Dora möglich gemacht hätte, ihr Liebesobjekt zu benennen: nicht Herrn K. lieben Sie, und auch nicht Ihren Vater oder gar mich – Frau K. ist das Objekt Ihrer Begierde« (ebd., S. 154).

Es war ihm nicht gelungen, den Kampf zwischen dem Wiederholungszwang, dieser »letzten Waffe gegen das Erinnern« (ebd., S. 163) und dem Impuls zur Erinnerung zugunsten der Erinnerung entscheidend zu beeinflussen. Die Entstellungen, die das Wirken des Unbewussten zutage fördern, betrafen nicht mehr das Material, sondern die psychoanalytische Situation selbst und versperrten so den Zugang zum Material (ebd., S. 147ff.). Der Misserfolg motivierte Freud zu weiteren Forschungen an den Formen der Übertragung und des Widerstands, die sich im Wiederholungszwang vereinen können.

Dieses Weiterforschen, wenn ernste Hindernisse am Fortschritt auftreten, wie das bei unserem kollegialen Zusammenleben in den psychoanalytischen Institutionen häufig vorkommt und nun seit mehr als einem Jahrhundert konstatiert wird, hat uns bisher weitgehend gefehlt oder war zumindest keineswegs ausreichend, wenn wir es wohlwollender formulieren wollen. Stattdessen lassen wir uns gerne auf Freuds Stand von 1907 zurückfallen und erklären unsere angehenden Analytiker (ebenso wie uns selbst) für reif und ein für alle Mal befreit von infantilen und neurotischen Regungen und gefeit gegen noch schlimmere Rückfälle. Vergessen scheint das Wissen um die regelmäßige »Erhaltung des Vergangenen im Seelenleben« (S. 430), die im Seelenleben nichts untergehen lässt, was einmal gebildet wurde und zu dem man sich durch die Analyse neu positionieren, das man aber nicht eliminieren kann. Was von den früheren Bildungen wieder auftaucht und versucht, über die Schwelle zurückzukommen, ist kaum vorhersehbar und gewiss nicht bewusst zu steuern.

Vielleicht wäre es für den Analytiker zwar beim Abschluss einer Analyse etwas leichter als an ihrem Beginn sich vorzustellen, wie sich die weitere Entwicklung des Analysanden gestalten könnte, aber es wäre nicht mehr als eine Vorstellung, eine nicht nur von seinem psychoanalytischen Wissen, sondern auch von seiner Gegenübertragung gefärbte Phantasie. Vor allem aber hat der Analytiker keinen Einblick mehr in und keinen Einfluss auf die aktuellen Bearbeitungsmöglichkeiten des ehemaligen Analysanden. Was er möglicherweise von ihm innerhalb der Institution zu sehen bekommt, lässt ihn kaum etwas erkennen vom weiteren Schicksal der früheren Übertragung. Selbst wenn die Beziehung zwischen beiden für Außenstehende unauffällig und »normal« und »kollegial« aussieht, bleibt doch verdeckt, wie sie nun von beiden erlebt wird und welche subjektiven Entstellungen der Realität eventuell unbewusstes Wirken verraten würden, wie früher auf der Couch. Die Situation ähnelte Freuds Erfahrung mit Dora: Es wäre ein Stück Arbeit nötig, »von dem man nicht weiß, wann es beginnt, aber manchmal umso schneller, wann es zu Ende ist«, wie es Hock (2012, S. 156) so treffend formuliert. Ohne Rahmen und ohne die haltende Funktion des Analytikers ist diese Arbeit, zu der er keinen Auftrag mehr hat, nicht machbar.

Es ist nicht zu bezweifeln, dass viele junge Analytiker nach Beendigung ihrer Analyse selbst gute Wege finden, mit sich zurechtzukommen und auch die Signale ihres Unbewussten zu beachten und sie womöglich in Sprache und realitätsgerechte Handlungen zu übersetzen, gleichgültig, ob diese Signale nun in Form von Unbehagen, Stimmungsschwankungen, Fehlleistungen, somatischen Zeichen oder Aktionen auftauchen. Dennoch scheint die Umstellung auf die innere Selbstständigkeit nach jahrelanger Analyse oft schwierig zu sein.

2 Hilfsangebote von Analytikern

»Es nehmen, die auf Erden wandern,
ja alle einen für den andern.«
Eugen Roth (2015, S. 30)

2.1 Seminare für Analytiker zu Beginn ihrer selbstständigen Arbeit

In manchen psychoanalytischen Institutionen organisieren die jungen Kollegen nach den obligatorischen Ausbildungsseminaren selbst ein kontinuierliches Seminar mit einem erfahreneren Analytiker ihrer Wahl. Diese Initiative scheint sich sehr zu bewähren. Sie bietet unter anderem Möglichkeiten der Desidentifizierung in Bezug auf den eigenen Analytiker, sodass sich der Spielraum für die Entwicklung der eigenen Identität vergrößert.

In Kapitel I/2.4 habe ich eine mehrere Jahre dauernde Begleitung durch ein von Sklar und Parsons (2011) geführtes Seminar bereits erwähnt. Die beiden Lehranalytiker der Britischen Psychoanalytischen Gesellschaft legten von vornherein das Ende dieser Seminare fest, um nicht zu neuen dauerhaften Abhängigkeiten zu verleiten, was zweifellos zu Unbehagen geführt hätte. Schließlich sollten die angehenden Analytiker zwar unterstützt, aber auch zur Selbstständigkeit ermutigt werden. Auch diese Erfahrung soll sich sehr bewährt haben.

2.2 Eine spezielle Methode von Donald Meltzer

Unter dem Titel »Recovery from Analysis and the Self-analytic Method« stellte Donald Meltzer in seinem Buch *Dream Life* (2009) seine Methode vor, die er für angehende Analytiker nach dem Ende ihrer Analyse als eine Art Abstillungsphase entwickelte. Er wurde gleichsam zum Supervisor ihrer Selbstanalyse. Er ging davon aus, dass die Analyse vor allem als Prozess betrachtet werden sollte, in dem ein Kontinuum von Übertragungs-Gegenübertragungs-Ereignissen zu sehen sei. Der Analytiker habe dabei den »Vorsitz über seine Entwicklung« (»presiding over its evolution« [ebd., S. 160]). Das entlaste ihn von seiner Verantwortung hinsichtlich der therapeutischen Ziele. Unter diesem Prozess-Gesichtspunkt gehöre zur natürlichen Geschichte der Übertragung ein

Abstillungsprozess, den der Analytiker nur erkennen und respektieren müsse. Die Symptome der Analysanden verschwanden zwar, äußere Umstände verbesserten sich, aber trotz aller günstigen Voraussetzungen herrschte Unzufriedenheit statt eines Glücksgefühls vor. Das machte Meltzer besorgt und unsicher, obwohl er gleichzeitig von seiner Methode überzeugt war. Er war versucht, die Behandlungen zu verlängern und bestand nun auf einer eher formalisierten »follow-up period« (ebd., S. 161), in der er gelegentliche Briefe mit Berichten von Träumen und selbst-analytischer Arbeit erwartete. Ab und zu fand eine Konsultation statt. Die Patienten benutzten dabei die Couch. Die Briefe schienen ähnliche Muster zu zeigen und endeten in Versuchen, eine Wiederaufnahme der Analyse vorzuschlagen, was Meltzer ablehnte.

Mittlerweile konnte er auch in zahlreichen Supervisionen ähnliche Entwicklungen beobachten und außerdem zwei Formen des Verhaltens der früheren »Analysanden« an einem bestimmten Wendepunkt feststellen:

- Entweder wurden die Briefe seltener, die Couch wurde nicht mehr benutzt und schließlich hörte der Kontakt auf, was Meltzer als ein Schwinden seiner Bedeutung betrachtete,
- oder die ehemaligen Patienten suchten eine nicht-analytische Beziehung zu ihm, wobei nur eine geringe Übereinstimmung bestanden habe zwischen seinen eigenen Neigungen und denen der Patienten. Gerade, wo er am meisten Sympathie empfand, erfuhr er eher zurückhaltende Reaktionen.

Meltzer übte diese Methode über mehrere Jahrzehnte aus und meinte, dass bei einer großen Gruppe, die nach dem Ende der Behandlung nicht zurechtkam, die Abstillungsphase gefehlt hätte – wie bei ihm selbst, der während der Endphase seiner Analyse bei Melanie Klein von ihrem Tod überrascht wurde.

Zuallererst fällt die unübersehbare Verknüpfung zwischen diesem schwerwiegenden autobiographischen Element und Meltzers theoretischem Experiment einer formalisierten Abstillungsperiode auf. Dominic Angeloch hat die Beziehungen zwischen den autobiographischen, theoretischen und literarischen Schriften unter anderem bei Bion sorgfältig untersucht und nachdrücklich auf die ausstehende Erforschung von genetischen Zusammenhängen hingewiesen (Angeloch, 2017, S. 587ff.). Es ist interessant, dass Meltzer diesen Bezug seiner Methode zu seinem persönlichen Leben in der Beschreibung selbst herstellt, ihm aber anschließend die Bedeutung eher wieder abspricht (Meltzer, 2009, S. 173). Es wäre denkbar, dass ein abgewehrter Trauerprozess auf theoretischer Ebene wiedergefunden und fortgesetzt werden kann.

Auch wenn aus der knappen Schilderung Meltzers wohl nicht allzu viele Schlüsse gezogen werden sollten, kann man sich doch des Eindrucks nicht erwehren, dass hier sehr viel an dem Rahmen, wie wir ihn für eine Psychoanalyse unerlässlich erachtet haben, verändert wurde. Die Betonung des Prozesscharakters impliziert einen linearen Verlauf, der aber im Widerspruch steht zu den unvorhersehbaren und oft in entgegengesetzte Richtungen laufenden und sich immer wieder durchkreuzenden Bewegungen unbewusster Impulse. Diese zu identifizieren und zu benennen ist die keineswegs leichte Aufgabe des Analytikers und sie ist vor allem durch die frei schwebende Aufmerksamkeit und das Ausloten seiner Gegenübertragung zu bewältigen. Das scheint über die Vorstellung eines Vorsitzenden, so verlockend und beruhigend sie auch klingt, hinauszugehen und höchstens für eine Kampf- oder Streiksitzung zuzutreffen, in der mehr Aufmerksamkeit und Containment gefordert ist als bei der Leitung einer alltäglichen Sitzung. Ebenso muss der allmähliche Rückzug des Analysanden nicht unbedingt ein Beweis dafür sein, dass der Analytiker bedeutungslos geworden wäre, da er bzw. der analytische Prozess bei einer günstigen Entwicklung wohl ausreichend verinnerlicht werden konnte. So bleiben einige Fragen offen bei dieser Methode, die aber deutlich auf die Schwierigkeit des Übergangs von der Couch ins berufliche und private selbstständige Leben verweist. Sicher ist nur, dass es in beiden Bereichen weiterhin so essenzielle Phänomene wie Übertragung und Psychosexualität geben wird, welche heimlichen Formen sie auch immer annehmen werden.

3 Die »Übertragung der Übertragung«

Immer wieder ist die Frage der Heilung ein Thema, das Analytiker beschäftigt, als würde es sie besonders beunruhigen und mit Unbehagen erfüllen. Heutzutage sind diese Fragen durch das Ringen um Evidenz und um den von manchen Kollegen angestrebten Nachweis, dass die Psychoanalyse eine positivistische Wissenschaft sei, sehr aktuell. Dabei erhebt nicht einmal mehr die Wissenschaftstheorie diese Forderung, wie wir gesehen haben (Schülein, 2015; Schülein & Reitze, 2016).

Psychoanalyse, die Wissenschaft vom Unbewussten, ist der Versuch, objektives Wissen über Subjektives zu gewinnen. Dabei ist zu bedenken, dass die Gewinnung des Wissens »immer unter dem unvermeidbaren Einfluss des Unbewussten des Subjekts steht« (Kohon, 1999b, S. 150), wie Kohon mit Hinweis auf eine spanische Publikation Greens schreibt und in diesem Zusammenhang meint, dass die Sorge, den wissenschaftlichen Ansprüchen zu genügen die geringste Sorge eines Analytikers sein sollte: »[…] becoming a positive science. This should be the least of a psychoanalyst's worries« (ebd., S. 150).

Derart entlastet können wir uns einem Hauptthema zuwenden, nämlich den zwar immer häufiger festgestellten, aber dennoch nicht ausreichend ernst genommenen fortbestehenden Übertragungen, die über Generationen unser Institutsleben beeinflussen und vielfach auch beherrschen. Es lohnt sich also vielleicht, über das Schicksal der Übertragung innerhalb psychoanalytischer Situationen nachzudenken. Was geschieht mit der Übertragung, wenn die Lehranalyse beendet ist? Welche Schicksale solcher Übertragungs-Konstellationen glauben wir zu erkennen?

Dass die Übertragung nicht völlig aufzulösen ist, wusste man seit Langem. Die Idealvorstellung war und ist in vielfacher Hinsicht, dass sie – wenn sich die reale Person des Analytikers in beiderseitigem Einvernehmen aus dem Leben des Analysanden zurückgezogen hat – automatisch auf ein anderes Objekt übertragen wird. Dieser Prozess kann auf der Einsicht basieren, dass die starken Gefühle, die sich in der Analyse entwickelten, Objekten der Kindheit galten. Derartige Wünsche sind sicher nicht in der unmittelbaren Gegenwart zu erfüllen und vielleicht sogar überhaupt nicht in der alten Form und Ausprägung.

Verzicht ist also nicht vermeidbar, und die Liebe zu einem anderen Objekt betrachtete bereits Wilhelm Reich als ein sichtbares Zeichen des Heilungserfolgs. Er schrieb 1945, »[…] daß die schließlich von allen Schlacken wie Haß, Narzißmus, Trotz, Enttäuschungsbereitschaft usw. befreite Objektlibido vom Analytiker auf ein anderes Objekt ›übertragen‹ wird, auf ein Objekt, das den Bedürfnissen der Patienten entspricht« (Reich, 1945, S. 185ff.). Die zielstrebige Aktivität des Analytikers fällt uns hier wohl auf. So erklärt Reich auch, dass der Fortschritt von der Prägenitalität zur Genitalität, der höchsten Libidostufe, »nur mehr eine ›*Übertragung der Übertragung*‹« (ebd.) möglich mache und dies noch vor Abschluss der Analyse passieren sollte. Die richtige Objektfindung sei allerdings durch die zärtliche Bindung an den Analytiker erschwert. Die Klebrigkeit der Libido werde oft durch den »Rest […]

[einer] *infantile[n] Bindung an den Analytiker als Repräsentanten der schützenden Mutter*« (ebd. [kursive Hervorheb. i.O.]), durch eine geheime Hoffnung, der Analytiker würde doch noch die Liebesforderung erfüllen oder durch ungelöste Schuldgefühle verstärkt. Gleichzeitig hält Reich fest, dass es keine Auflösung der positiven Übertragung gibt aufgrund der zum realen Leben drängenden Heilungstendenz. Ein elementares Streben nach Lebenslust und -genuss dränge den Patienten zur Sexualbefriedigung (ebd.).

Liebesfähigkeit, Triebbefriedigung in einer lustvollen, nicht-inzestuösen sexuellen Beziehung, aber auch Triebverzicht und die Fähigkeit zu trauern, eine differenzierte Wahrnehmung anderer, Arbeits- und Genussfähigkeit sowie Verantwortungsbewusstsein sind einige Kriterien, an denen auch heute therapeutischer Fortschritt gemessen wird. Freud sprach von einer »Kulturarbeit [...] wie die Trockenlegung der Zuydersee« (1933a, S. 86), wenn das Ich seine Organisation so ausbauen kann, »[...] daß es sich *neue Stücke des Es aneignen* kann« (ebd.).

Ein Unterschied zwischen dem Patienten und dem Lehranalysanden ist, dass ersterer deutlicher als letzterer mit dem Abschied konfrontiert ist. Die Trennung, die in allen Lebensgeschichten eine große Rolle spielt (Zwettler-Otte, 2006), ist klarer und eindeutiger.

Der Lehranalysand erlebt meist beides: Trennung und Fortsetzung, wobei der Verlust individueller Zuwendung durch die narzisstische Befriedigung des Aufstiegs zum Analytiker gedämpft wird. Verzicht ist also nur teilweise nötig, man bleibt innerhalb der Institution vereint. So ist es erträglicher, aber vielleicht ist es gar nicht immer nur von Vorteil, wenn der Trauerprozess flüchtiger ablaufen kann.

Zum Tragen kommt nun sicher, was der angehende Analytiker über seine abgeschlossene Analyse denkt und fühlt, oder schlichter: wie es ihm jetzt geht. Immerhin hat er nicht nur das Ziel der Realisierung eines ihm seit Jahren bewussten Berufswunsches erreicht, sondern er ist wahrscheinlich unweigerlich auch der Lösung mancher persönlichen Probleme nähergekommen, von denen er vielleicht vorher gar nicht wusste, dass er sie hatte. Möglicherweise hat er also einen doppelten Erfolg zu verzeichnen: Es geht ihm besser und er hat den angestrebten Beruf erreicht. Ja man könnte sogar annehmen, dass die Ahnung einer solchen Gelegenheit unbewusst schon der Idee zugrunde lag, sich nach dem Ausbildungsweg zum Analytiker zu erkundigen in einer Zeit, in der es ihm nicht besonders gut ging und er vage spürte, mit irgendwelchen Schwierigkeiten nicht zurechtzukommen. Das entspräche der

Situation des Einfrierens einer verfehlten Situation, wie sie Winnicott in einem Vortrag über Regression am 17. März 1954 in der Britischen Psychoanalytischen Vereinigung beschrieb. Ich habe zu diesem Thema eine kurze Ergänzung versucht in einem Beitrag (Zwettler-Otte, 2012), in dem es mir darum ging, anhand eines klinischen Falls zu zeigen, dass das Einfrieren einer verfehlten Situation keineswegs immer ein Warten auf »bessere Zeiten« und auf eine neuerliche äußere Gelegenheit zu einer besseren Erfahrung bedeutet, wie Winnicott schrieb. Das Einfrieren einer verfehlten Situation kann auch manchmal ein Warten auf einen eigenen weiteren Entwicklungsschritt des Individuums bedeuten, der langsam möglich wird und wovon man unbewusst vielleicht schon eine Vorahnung hat. Wenn man in dieser Phase beschließt zu versuchen, Analytiker zu werden, dann kann die Psychoanalyse eine solche Chance sein, in der eine »neue emotionale Weiterentwicklung mit Komplikationen« ein »Auftauen der eingefrorenen Situation« ermöglicht und eine »angemessene, wenn auch verspätete Anpassung« (Winnicott, 1983, S. 187, 191) der Umwelt vorstellbar wird, aber auch ein eigener, besserer Umgang mit den Gegebenheiten. Die Erwartung einer passenden Reaktion, die Regression und die emotionale Weiterentwicklung beziehen sich auf das Individuum, die neue Chance aber sowohl auf das Individuum als auch auf die heutige Umwelt. Beide Seiten können nun – vielleicht – besser reagieren und sich so an die wechselseitigen Bedürfnisse anpassen. Die Aufgabe des Analytikers ist es, zu verstehen und in Worte zu fassen, was das Individuum auf der Couch mit seinen früheren Objekten wohl erlebt hat, sodass es schließlich nur noch den Ausweg einer Blockade fand. Verstehen heilt und verändert (Beland, 2007).

Wenn die Rolle des Analytikers als transformierendes Objekt (»transformational object« [Bollas, 2011, S. 1ff.]) ihren Zweck erfüllt und ausreichende Veränderungen für die Triebbefriedigung des Individuums geschaffen hat, ist auch ein innerer Rahmen errichtet. Er gibt den Halt, den zuvor der analytische Rahmen gegeben hat.

Jacques Press (2010) spricht von einem »Übertragungs-Gegenübertragungs-Spiel« und schreibt: »Worauf es also ankommt ist, dass auf der analytischen Bühne das Echo dessen, was in der Begegnung des sich entwickelnden Subjekts mit seinen ersten Objekten misslungen ist, zum Ausdruck kommen kann« (ebd., S. 402). Was sich auf dieser Bühne abspielt ist ebenso wichtig wie das, was sich dort nicht abspielen kann und zur Anerkennung der Unvollständigkeit jeder Analyse führen muss, aufgrund der Grenzen des Verstehens aufseiten des Subjekts oder des

Objekts oder beider, verbunden »mit der Art, mit der in diesem Nichtverstehen das Echo der Geschichte unseres Patienten widerhallt« (ebd., S. 402).

Oft ist der hauptsächliche Erfolg einer Analyse klar zu erkennen, gleichgültig, ob er nun in tragfähigen Beziehungen oder auf der Ebene der Sublimierung durch libidinös besetzte Objekte, Ideen und Inhalte erreicht wurde.

Weniger auffällig, aber doch sehr entscheidend, kann jene Art des Analyseerfolgs sein, die kaum an wesentlich veränderten äußeren Umständen oder Beziehungen zu erkennen ist, sondern an der Lebendigkeit und Intensität, mit der jemand nun lebt, sich anderen Personen, Dingen, Ideen und Themen zuwenden kann mit einer Neugier, Aufgeschlossenheit und auf lebendig oszillierende Weise, die früher für dieses Subjekt unvorstellbar war. Es ist, wie wenn sich die Libido, die während der Analyse in den Analytiker investiert wurde, nun auf die ganze Umgebung und den Tätigkeitsbereich des Individuums verteilt hätte.

Vielleicht hat sich eine solche positive Entwicklungsmöglichkeit manchmal schon in der Analyse gezeigt. Press berichtet von derartigen Erlebnissen, die er bei gewissen Patienten hatte, wenn er »genügend gut« (ebd., S. 401) war und diese wieder auflebten. Wenn er es nicht war, erlöschten sie »wie eine Kerze, der es an Sauerstoff mangelt« (ebd.). Dann fragte er sich zuerst, womit er diese Schwankung ausgelöst haben könnte. Und er betont die Wichtigkeit, »[…] dass die Übertragung sich nicht nur durch Inhalte triebhaften Charakters ausdrückt, sondern auch und manchmal überwiegend durch die Variationen von Formgebungen, handle es sich nun um Formen der Beziehungen oder des Denkens« (ebd., S. 401f.).

Green (2002) beschreibt die Übertragung und ihre Übertragung auf neue Beziehungen folgendermaßen: Bindung gehe dem Lustprinzip voran. »Übertragung ist vor allem Bindung. Das heißt, der Analytiker bietet zu Beginn der Behandlung eine Beziehung an, deren Fäden im Lauf der analytischen Erfahrung zusammengewoben und schließlich aufgetrennt werden, um den Weg für neue Objekte freizumachen« (ebd., S. 131). Es gäbe aber auch eine Kraft, den Wiederholungszwang, der sich der Veränderung und der Entwicklung widersetze. »Der letzte Zweck des Wiederholungszwangs […] ist die Zerstörung des mütterlichen Primärobjekts, das mit dem Subjekt verschmolzen ist, das keinem der beiden Partner in diesem Hirngespinst eine unabhängige Existenz erlaubt« (ebd., S. 133). Wenn die auf beiden Seiten existierende *Lust am Analysieren* erkannt und geteilt werden kann, dann kann eventuell die Veränderung nach außen ins reale Leben übertragen werden.

Greens Feststellung, dass der Wiederholungszwang letztlich die Zerstörung des mütterlichen Primärobjekts anstrebt, kann wohl als Drang verstanden werden, sich aus der Verschmelzung zu lösen und beiden Partnern Befreiung zu ermöglichen. Und tatsächlich vollbringt ja die Übertragung, die sich spontan in der Analyse etabliert, beides: Sie holt ein Stück Vergangenheit herauf, das zu Unrecht ad acta gelegt wurde und reiht es unter die *Agenda*, also die Aufgaben, die noch zu erledigen sind. Subjektiv mag es als Verfolgung erlebt werden, wenn einen »die Vergangenheit einholt«, doch unbewusst sorgt der Wiederholungszwang auch für eine neue Chance. Es ist keine Zusage, kein Versprechen – dazu fehlt das reale Objekt –, sondern lediglich das Schaffen einer Gelegenheit. Sehr häufig führt die Aktualisierung der Vergangenheit zum Erschrecken des Wieder-Erlebens, das gegenwärtig wirkt. Dann kann dieser Ersatz einer Erinnerung dem Analytiker wie ein Schutzschild abwehrend entgegengehalten werden.

X Freuds »Doppelindividuen« – Gibt es sie doch?

»Es bewahrheitet sich nun, daß es für niemand leicht wird, zweien Herren zugleich zu dienen.«
Sigmund Freud (1910i, S. 99)

Im *Unbehagen in der Kultur* (1930a) stellt Freud fest, dass das individuelle Glück im Schöpfungsplan nicht enthalten und daher nur ein episodisches Phänomen sei, um das sich der Einzelne selbst kümmern müsse: »Das Glück [...] ist ein Problem der individuellen Libidoökonomie« (S. 442). Damit schlägt er gleichsam dem Individuum einen Rückweg vom Objekt zu sich selbst vor. In *Zur Einführung des Narzißmus* (1914c), fast eineinhalb Jahrzehnte zuvor, verwendete Freud bereits das Bild der Amöbe, die ihre Pseudopodien wieder einzieht. Später, 1930, klingt es fast wie ein Statement aus der depressiven Position: Die Welt und ihre Objekte tun zu wenig für mich, befriedigen meine Bedürfnisse nicht gut genug. Dennoch folgt auf den Rückzug wieder eine Suche in der Außenwelt: Wie viel an realer Befriedigung lässt sie erwarten? Soll man sich lieber wieder unabhängig machen und zurückziehen?

1 Vom Narzissmus zum Objekt und wieder retour

Erneut spiegelt ein »Zauderrhythmus« die rat- und rastlose Bewegung von der Innen- zur Außenwelt und wieder zurück. Schließlich folgt eine kurze Ruhepause, in der die Gegensätze versuchsweise überbrückt werden und die Möglichkeit von Außen-Kontakt und Integration abgetastet wird: Hat man genug Kraft, um die Außenwelt wunschgemäß zu verändern? Es ist ein Text, der an *Jenseits des Lustprinzips* (Freud, 1920g) erinnert im Hinblick auf seinen mimetischen Stil: »Ein Text, der den Widerstreit der Kräfte, von denen er handelt, nicht nur aussagt, sondern in Szene setzt, ein mimetischer Text, der sich im ›Zauderrhythmus‹ von Vor und Zurück, von Unterbrechung und Wiederaufnahme des Unterbrochenen bewegt« (Löchel, 1996, S. 682). Ähnlich schreibt Joseph

Vogl in *Über das Zaudern* (2014) in Bezug auf Freuds *Der Moses des Michelangelo* (1914b): Michelangelos Moses zeigt »eine Konstellation, die durch die Wirksamkeit gegenstrebiger Kräfte und deren Zusammenstoß bestimmt ist« (Vogl, 2014, S. 15); eine biblische Gestalt zwischen Zorn über das gottlose, unfolgsame Volk und dem Zögern, dem wütenden Impuls freien Lauf zu lassen. »Sitzend, erstarrt, in der Bewegung gefroren [...], auf ewig verwachsen mit den Gesetzestafeln, die er eben nicht zerbricht« (ebd., S. 11). Das Bewahren-Wollen hat über das Vernichten-Wollen gesiegt, Eros über Thanatos.

2 Widerstreitende Tendenzen

Der »Widerstreit der Kräfte« hat uns hier durch alle Kapitel begleitet:

- Das *ozeanische Gefühl* R. Rolands stand in Opposition *zu* Freuds genetischer *Gegendarstellung* mit ihrem väterlichen Schutz vor symbiotischem Versinken.
- Freuds *Stolz* auf den kleinen Kreis von Kollegen schlug durch deren Streitigkeiten um in *Entfremdung*.
- Poland musste den Widerspruch zwischen *klinischen Fortschritten* und unveränderten *kollegialen Problemen* konstatieren.
- Die von mir als *Fehl-Leistungen* bezeichneten, schleichenden Prozesse in unseren Institutionen zeigten die Spannungen zwischen symbiotischen Wünschen und deren Abwehr, die Verleugnung destruktiver Tendenzen, eine unecht wirkende Aufnahmebereitschaft, einen verdächtigen Eifer zu expandieren ohne Abwägung der Risiken und die Verdrängung alter Bindungen, allen voran die Verdrängung der Übertragung.

Es sind gerade diese widersprüchlichen Tendenzen zwischen einer Wendung nach außen oder nach innen, zwischen Sehnsucht und Zurückweisung, zwischen Liebe und Hass, zwischen Bewusstem und Unbewusstem, die nach einer zweiseitigen Orientierung verlangen und zu Freuds Frage nach Doppelindividuen führten.

Allerdings ist es auch mehr als nur ein Ausblick in zwei unterschiedliche Richtungen zum Zweck der Orientierung. Freud beschreibt seine Vorstellung von Doppelindividuen mit der Fähigkeit einer doppelten Begabung, nämlich sowohl sich selbst narzisstisch zu besetzen als auch Objekte der Außenwelt und so libidinöse Besetzung bereitzuhalten für

»persönliches Glück«, aber auch für »die Zugehörigkeit zur Gruppe« (S. 442). Er verwarf in seinem »Zauderrhythmus« (Freud, 1920g, S. 43) diesen Ausweg aus dem Dilemma leider gleich wieder und meinte, es gäbe ja doch keine Doppelindividuen, obwohl er selbst bereits in *Eine Kindheitserinnerung des Leonardo da Vinci* (1910c) den insgesamt erfolgreichen Weg des Künstlers nachzeichnete, der zwar seine Werke immer wieder unvollendet ließ, aber doch als Wissenschaftler seinem Forscherdrang mutig folgte. Leonardos Kreativität und Wissensdrang bezeichnete Freud als »Doppelnatur« (ebd.) und sah darin eine Spätfolge von Leonardos ungehemmter infantiler Neugier, die nicht durch die Anwesenheit eines Vaters eingebremst worden war.

3 Doppelindividuen – Eine Gesellschaft mit beschränkter Haftung

Erst spätere Analytiker erprobten die Richtigkeit dieser Idee der Verdopplung. Bion war selbst beeindruckt von der Wirksamkeit der doppelten, binokularen Sicht (»binocluar vision« [Bion, 1989 [1961], S. 8]) durch das Individuum und die Gruppe und von den *unterschiedlichen* Facetten *derselben* Phänomene (»different facets of the same phenomena« [ebd.]). Unterschied und Gleichheit beider Perspektiven sind hier vereint. Bion definierte die Kultur einer Gruppe als Funktion des Konflikts zwischen den Wünschen des Individuums und der Gruppenmentalität und wies darauf hin, dass es dem *Individuum nicht vorrangig um Selbstverwirklichung gehen sollte, sondern zuerst um das Erkennen der Bedürfnisse der Gruppe, und dann erst um die eigenen Anliegen* (ebd., S. 24ff.).

Immerhin wird das Individuum hier nicht ignoriert, sondern bekommt einen guten zweiten Platz zugewiesen. Freilich soll es auch einmal einen ersten gegeben haben, wie C. Botella und S. Botella (2005) zeigen, indem sie die Mutter als erstes Vorbild (»first model« [ebd., S. 63]) des Kindes bezeichnen und diese Funktion mit einem Double gleichsetzen: Durch die Mutter erlebt das Kind, was es potenziell bereits in sich hat; gleichzeitig ist es selbst das Double der Mutter. Das Kind wird nur erleben, was es von der Mutter erfährt. Das wird zur Grundlage einer kontinuierlichen primitiven Beziehung, die einen frühen Entwurf von Identität enthält.

Kernberg (1988) berücksichtigte ebenfalls die Anliegen des Individuums, erwähnte aber eher pragmatisch das stillschweigende Dulden eines klugen Leiters, dass die Gruppenmitglieder auch an ihre persönlichen Bedürfnisse denken.

Auf jeden Fall wird immer die Ausrichtung auf das Individuum und die Gruppe und damit die zweifache Aufgabe ersichtlich.

Die Idee des Doppelindividuums ist also der Versuch, ein Dilemma zu lösen, bei dem zwei Seiten berechtigte, aber oft widersprüchliche Ansprüche stellen. Es ist eine Spaltung innerhalb des Individuums, das persönliche Bedürfnisse mit seinem Wunsch nach Zugehörigkeit zu einer Gruppe vereinen will. Sind sich beide Seiten dieses Konflikts bewusst, kann die Kluft durch Kompromisse häufig überbrückt werden. Gelingt es nur einer Seite, sich durch Vorstellungen erkennbar zu machen, während die andere Seite verdrängt werden muss, dann ist diese Brücke der Integration oft recht wackelig und der Blick in den Abgrund unheimlich, weil dort Verdrängtes lauert.

Dieses Unheimliche hat selbst wieder anziehende und abstoßende Wirkungen, wie Kohon in seinen *Reflexionen über die ästhetische Erfahrung* (2018a) an Beispielen aus verschiedenen Kunstgattungen, Literatur und deren Rezeption zeigt.

Michel de M'Uzan (2013) erläuterte, dass bei unerträglichen Konflikten der Ausdruck einer Spaltung (durch Verdopplung) zwar irrational aussehen, aber in Wirklichkeit die einzige elegante und gesunde Reaktion sein kann: So stimmte zum Beispiel die schwer krebskranke Mutter Dominique Scarfones im Endstadium ihrer Krankheit bei klarem Bewusstsein erst dann einem Krankenhausaufenthalt zu, als sie selbst zu der Vorstellung gekommen war, dass jemand anderer ins Krankenhaus komme und sie ruhig zu Hause bleiben würde (ebd., S. xi [Vorwort von Dominique Scarfone]). Diese Vorstellung war wohl deshalb entlastend, weil sie den Konflikt anerkannte, ihn durch Benennung ausdrückte und mitteilte. Möglicherweise verfestigte dieser Schritt das innere Bild des Daheim-Seins, das sie ins Krankenhaus mitnehmen konnte.

In Bezug auf Freuds Idee des Doppelindividuums kommen wir zu einem doppelten Schluss: Die Konflikthaftigkeit unseres Seelenlebens lässt sich nicht abschaffen; und wie sie bewältigt werden kann, wird vom Verhältnis zwischen Bewusstem und Unbewusstem abhängen. »Wir brauchen bewusste und unbewusste seelische Bereiche, die miteinander kommunizieren können, während sie voneinander abgegrenzt bleiben«, schreibt Sebastian José Kohon (2014, S. 252). Kreativität kommt nur durch libidinöse Besetzung und eine zugrunde liegende Phantasie zustande, sonst wäre sie bedeutungslos. Aber sie darf nicht die rationale Fähigkeit zu denken überwältigen. Es gibt Individuen, die sich damit arrangiert haben, dass es diese beiden Bereiche in uns allen gibt und absolute Sicherheit (wie das Glücksgefühl) daher nur in äußerst limitiertem Ausmaß erreichbar und möglicherweise unbeständig ist. Wir können eine gewisse Öffnung und Aufmerksamkeit für das Unbewusste aufbringen und uns immer wieder Zugänge zu diesem verborgenen Wissen erobern, wenn auch oft nur um den Preis von Anstrengung und seelischer Arbeit.

Unsere Chancen als Analytiker sollten hierbei besonders groß sein, solange wir auch unsere eigenen Widerstände nicht unterschätzen. Mit der Psychoanalyse eröffnen wir für uns und andere einen Raum der Freiheit. Mit den technischen und ethischen Regeln geben wir uns den Halt, den wir brauchen, damit uns die Furcht vor der Freiheit nicht verschlingt. Halt ist aber nicht mit Gewissheit und Konstanz gleichzusetzen. Es handelt sich nur um einen Versuch, Neues zu ermöglichen. Wie Johannes Picht (2014) dargelegt hat, kann »der Verzicht auf ethische Gewissheit und auf dialektische Syntheseformeln zugunsten eines offenen Entwurfs als Abstinenz aufgefasst werden« (ebd., S. 89).

Wir können resümieren: *Es gibt wohl Doppelindividuen, Menschen, die sich sowohl der Außenwelt zuwenden können als auch immer wieder Zugang zu ihrer inneren Welt haben. Sie können manche Signale aus ihrem Unbewussten übersetzen und nutzen. Sie sorgen gut genug für sich selbst, aber sie ziehen auch ihre libidinöse Besetzung von der Außenwelt und speziell von der Gruppe, deren Mitglied sie sein wollen, nie gänzlich ab. Die Kultur braucht ihrer »Sexualität keine Energie zu entziehen«* (S. 467), oder zumindest nicht zu viel.

4 Divalenz und Ambivalenz

Da wir nun wieder bei der Sexualität gelandet sind, deren Verabschiedung wir im Abschnitt »Bye-bye, sexuality?« (Kap. III/3.7) ohnehin optimistisch mit einem Fragezeichen versehen haben, möchte ich noch auf die Konzepte der *Divalenz* und des *Hysterischen Entwicklungsstadiums* hinweisen, bei denen die Psychopathologie gerade durch das Scheitern der Integration des Geschlechtsunterschieds und der damit verbundenen Objektwahl zustande kommt.

Während der von Eugen Bleuler 1910 erstmals verwendete Begriff der »Ambivalenz« (Laplanche & Pontalis, 1972) sehr häufig in der psychoanalytischen Literatur benutzt wird, wenn man auf einander entgegengesetzte Strebungen verweisen will, die gleichzeitig anwesend sind, wurde das Konzept der »Divalenz« ursprünglich von Enrique Pichon-Rivière (1970, 1971) entwickelt und ist allgemein weniger bekannt. Er gebrauchte den Begriff für seine Version von Melanie Kleins paranoid-schizoider Position und bezog sich dabei auf den doppelten Aspekt von Gut und Böse in jedem Teilobjekt. Divalenz verband er demnach mit dem Primärobjekt, während man von Ambivalenz *nach der Errichtung von ganzen Objekten* spricht.

Kohon verwendet den Ausdruck »Divalenz« für die *Entstehungsphase* von ganzen Objekten, Vater und Mutter. Er arbeitete sein bereits 1986 vorgestelltes Konzept weiter aus und beschreibt die Divakenz als Charakteristikum der Hysterie (Kohon, 2005, 2007, 2010, 2018b, 2018c):

> »Es stellt einen spezifischen Moment in der Entwicklung des Individuums dar, in dem das Subjekt vor die Wahl zwischen diesen beiden Objekten gestellt ist. Es ist ein *hysterisches Stadium*, das es bei jeder Frau gibt, wahrscheinlich während ihres ganzen Lebens« (Kohon, 2018b, S. 286).

Kohon meint damit weniger ein Entwicklungsstadium als einen Ort, wo sich – im Zusammenhang mit dem ödipalen Drama – ein spezifisch weibliches Drama entwickelt; gleichzeitig bezeichnet »Divalenz« die Distanz zwischen zwei Haltestellen. Der Wechsel von einem Objekt zum anderen ist hoch problematisch, wie wir von den Fehlschlägen wissen, wenn die hysterische Person zwischen den beiden Objekten hin und her pendelt, sich nicht zwischen ihnen entscheiden kann und es ihr auch unmöglich ist, sich entweder als Mann oder als Frau zu definieren.[19]

Wie so oft hilft uns auch hier die Sprache selbst beim Erkennen der feinen Unterschiede zwischen »Divalenz« und »Ambivalenz«: Ambivalenz (vom lateinischen *ambo* = beide und *valere* = stark sein) bezeichnet sozusagen wertneutral das gleichzeitige Vorhandensein gegensätzlicher Haltungen und Gefühle gegenüber ein und demselben

19 Ich habe einen solchen klinischen Fall 2013 unter dem Titel »Sketches in the Patient's Magic Drawing Book« in *The Sphinx and the Riddles of Passion, Love and Sexuality* veröffentlicht.

Objekt, wie zum Beispiel Liebe und Hass. Beides ist wohl da, es gibt ein Tauziehen und Schwanken zwischen beiden, aber es eskaliert nicht und schließt eine irgendwann mögliche Entscheidung darüber, was überwiegt, nicht aus.

Divalenz hingegen lässt uns die trennende Dissonanz (*dis* = auseinander) heraushören und verweist damit auf den scheiternden Integrationsversuch widerstreitender, unvereinbarer Strebungen und Konflikte. Diese Schwierigkeit oder die totale Unfähigkeit, Entscheidungen zu treffen, überträgt sich unbewusst auf viele Situationen. Sie ist gerade bei dem Krankheitsbild auffällig, das heutzutage als »Borderline-Persönlichkeitsstörung« bezeichnet wird.

So geht es auch bei den unzähligen Dilemmata, die Unbehagen erzeugen, oft um die mühsame Arbeit der Differenzierung, der Entscheidung, der Klärung und der eindeutigen Setzung von Prioritäten. Aus einer mehr oder weniger ausgeprägten Ambivalenz schließlich doch herauszutreten und zu klaren Einstellungen, Worten oder Entscheidungen zu finden wäre also oft der »not-wendige« nächste Schritt. Er würde es verhindern, dass eine innere Bewegung gleichsam im Wiederholungszwang erstarrt und einfriert, weil sie nicht mehr lebendig und mit der gegenwärtigen äußeren Wirklichkeit in einem fruchtbaren Austausch verbunden ist.

XI »Doppelinstitute« – Eine Vision

Versuchen wir, uns zum Abschluss eine Vision davon zu gestatten, wie denn eine psychoanalytische Institution funktionieren könnte, in der sich eine Mehrheit von Doppelindividuen zusammengefunden hat. Ich möchte zuerst auf Polands Gedanken zurückgreifen, dass wir eine reifere Form von Narzissmus entwickeln müssten.

1 Überlegungen zum »reiferen Narzissmus«

Doppelindividuen müssten eine reifere Form des Narzissmus haben, da sie nicht nur auf sich selbst zurückgezogen, sondern auch der Gruppe zugewandt sind. Dennoch tauchen in jeder Gruppe Meinungsverschiedenheiten auf. Die Wahrnehmung von Gegensätzen ist oft unvermeidlich und unbehaglich. Sie erfordert eine Menge seelischer Arbeit, und schon dabei kann sich ein Kompromiss zwischen dem Erkennen von Konflikten und Paradoxa einerseits und dem Aufschub einer Auseinandersetzung damit andererseits äußern.

Das Selbstbewusstsein der Doppelindividuen ließe sich insofern narzisstisch gesättigt vorstellen, als sie nicht allzu bedürftig wären nach lobender Zuwendung, aber Anerkennung, die echt wirkt, gut annehmen könnten. Ebenso wären sie auch in der Lage, Leistungen anderer zu schätzen. Das beträfe unter anderem auch die Arbeit der Funktionsträger. Sie würden sich Gedanken darüber machen, was die Institution von ihnen bräuchte.

Sollten sie unzufrieden sein mit irgendwelchen Vorgaben des Vorstands, würden sie mit ihm in Kontakt treten und ihre Sicht der Situation erklären und vielleicht sogar Ideen dazu äußern, was sie selbst zur Verbesserung beitragen möchten. Sie wären aber auch imstande, um Rat oder Unterstützung zu ersuchen, wenn sie es für nötig hielten.

Selbst Funktionen zu übernehmen wäre für Doppelindividuen durchaus vorstellbar, aber kein überwertiges Anliegen, da sie ohnehin einen ausgelasteten Arbeitsalltag und fachliche Interessen hätten, über die sie sich mit Kollegen in Intervisionsgruppen austauschten. Der gemäßigte Narzissmus dient bei ihnen als »Entwicklungsmotor, in der Form des Ichideals, das wir vor uns hin projizieren«, wie es Küchenhoff (2004, S. 157) formuliert. Aufgrund ihrer Doppelbegabung, einerseits für sich selbst zu sorgen und andererseits sich aber auch verantwortungsbewusst ihre Zugehörigkeit zur Vereinigung zu vergegenwärtigen, wird ihre Suche nach Selbsterhaltung nie zur Selbstgenügsamkeit, die »zum Nirwanaprinzip, zur Abschaffung aller Differenz, somit zur Bekämpfung des Begehrens tendiert« (ebd., S. 157).

Es ist also kein maligner Narzissmus, der letztlich zum Zerstören des Subjekts führen kann. Wenn diese Doppelindividuen Unbehagen empfinden, versuchen sie dem nachzugehen und die Ursachen zu beheben oder Hilfe in Anspruch zu nehmen, wenn die eigenen Möglichkeiten nicht ausreichen. In solchen Fällen quält sie weniger ein Schamgefühl wegen ihrer Hilfsbedürftigkeit als vielmehr die Störung der Kontinuität und der Unabhängigkeit. Sie haben kaum Schwierigkeiten, »Anleitung zur Selbstsorge« (Rinofner-Kreidl, 2005) durch Ärzte oder andere zuständige Fachleute anzunehmen, wenn sich in ihrem Leben etwas Irritierendes ereignet hat, das sie am eigenen Leib oder in ihrem Selbstbild stört. Selbst wenn sich in ihrem Leben etwas irreversibel verändert hätte, ginge es ihnen doch »primär um eine Rückkehr in eine Selbstverständlichkeit, in eine Welt, in der man handeln und interagieren kann« (ebd., S. 20). Wir finden hier von philosophischer Seite Themen angedeutet, die auch uns beschäftigen: das körperliche Ich, Verlust und Trennung, wie sie auch jede »Entscheidung« verlangt. Erschütterungen des seelischen Gleichgewichts, die auch als narzisstische Kränkungen und bedrohliche Ohnmacht erlebt werden, sind durch die weitere Zugehörigkeit zu der Institution und eventuell deren hilfreiche Anteilnahme leichter zu verkraften. Das unterstützt die notwendige Rückkehr zu sich selbst, die auch das Verstehen der eigenen inneren Welt und den Kontakt mit der Außenwelt braucht.

Kurz gesagt, es besteht bei solchen Doppelindividuen und der Institution ein gegenseitiges ernsthaftes Interesse aneinander.

2 Doppelindividuen in leitender Funktion

Auch die »Institution« besteht aus Individuen, die in unserer visionären Annahme Doppelindividuen sind, also ausgestattet mit dem Streben nach persönlichem Glück *und* dem der Vereinigung.

Kein Mitglied, das für eine Vereinsfunktion gewählt wird, muss oder kann bei Null beginnen, sondern es setzt meist eine Tradition fort. Das bedeutet eine gewisse Abhängigkeit, eine zeitliche Kontinuität, einen Erfahrungsschatz, Regeln oder Grundsätze und Überzeugungen, die in der Vergangenheit wurzeln und die Mitglieder untereinander über Generationen verbinden. Tradition ist nicht als bloße Imitation zu verstehen, als passive Wiederholung von dem, was schon erreicht wurde oder als Widerstand gegen Veränderung. Im Gegenteil: Tradition soll sich laufend ändern, wachsen und sich vom Bisherigen unterscheiden (Kohon, 2018b).

Wenn wir versuchen, einiges von Bions Gruppenerfahrungen anzuwenden, die ich im siebten Kapitel zusammengefasst habe, lohnt es sich vielleicht, zuerst *einen Blick auf bereits unternommene Schritte zu werfen, die zu einer »guten, gesunden« psychoanalytischen Arbeitsgruppe gehören.*

2.1 Der Zweck psychoanalytischer Institutionen

Gesundheit ist – wie Bion (1989 [1961], S. 181) vorausschickte – bei der Gruppe genauso schwer zu definieren wie beim Individuum. Trotzdem hat er – wie wir gesehen haben (vgl. auch Kap. VII/2.2) – eine Annäherung an die Vorstellung einer »guten, gesunden Gruppe« versucht.

Das erste Merkmal einer funktionierenden Gruppe ist Bion (ebd.) zufolge für psychoanalytische Institutionen leicht aus den Vereinsstatuten zu ersehen: *Der gemeinsame Zweck* ist die Förderung und Verbreitung der Psychoanalyse. Während schon bei der Gründung der Wiener und der Internationalen Psychoanalytischen Vereinigung zur Zeit Freuds die zentrale Aufgabe einer psychoanalytischen Institution klar definiert war, gibt es heute viele Ergänzungen in Form von Geschäftsordnungen, Ethikkodices und Verfahrensregelungen, in denen bisherige Erfahrungen verarbeitet wurden.

An klar formulierten Zielen und Richtlinien fehlt es also nicht, aber wir wissen nun, dass ihre Anwendung entscheidend von emotionalen Faktoren beeinflusst wird und offen oder unbewusst und unbemerkt unterlaufen werden kann.

2.2 Die Grenzen psychoanalytischer Institutionen

Das zweite Merkmal einer gesunden Institution, die von Bion (ebd.) postulierte *gemeinsame Anerkennung der Grenzen der Gruppe sowie ihre Position zu anderen Gruppen*, kann in vielen Institutionen zu Uneinigkeit führen (vgl. auch Kap. VII/2.2). Das Verhältnis zwischen verschiedenen psychoanalytischen Gesellschaften ist oft allzu lange sehr unklar oder wird sogar manchmal im Laufe der Zeit immer unschärfer. Und selbst wenn Vereinigungen durch gemeinsame Aktivitäten zusammenwachsen, sind keineswegs alle Mitglieder damit einverstanden, dass die Charakteristika der eigenen Institution und die Zugehörigkeit zu einer bestimmten Gruppe oft ganz verwischt sind.

Wenn wir aber über die Grenzen des deutschsprachigen Raums schauen, können wir in der Britischen Psychoanalytischen Vereinigung auch gerade darin Vorteile erkennen. So ist dort zum Beispiel die Independent Group nicht durch gemeinsame analytische Doktrinen verbunden; manche analytischen Themen werden von dieser Gruppe sogar sehr unterschiedlich gesehen, wie etwa der Vorrang der äußeren Realität gegenüber unbewusster Phantasie oder der Einfluss der frühen Umwelt auf die individuelle Entwicklung. Das Akzeptieren und Integrieren unterschiedlicher Überzeugungen führte dazu, dass die Individualität der Mitglieder wichtiger wurde als die Gruppe, was offenbar der Kreativität der ganzen Gruppe bis heute sehr förderlich ist (Kohon, 2018b). Es ist also vorstellbar, dass selbst bei unterschiedlichen inhaltlichen Überzeugungen etwas anderes, in diesem Fall offenbar die Individualität und Kreativität, zum verbindenden Kriterium wird. Das Entscheidende scheint die Klarheit zu sein, mit der eine Ausrichtung eingehalten und dabei das Erbe der früheren Generation geachtet, aber auch weiterentwickelt wird. Dadurch bleibt die Gruppe so lebendig und gegenüber Veränderungen in der nächsten Generation offen.

Wenn der triebhafte Wunsch, unsere Grenzen durch Expansion in alle Richtungen und unter allen Bedingungen zu überschreiten, zu stark wird, verlieren wir die Fähigkeit, Unsicherheit zu ertragen und unsere eigene Begrenztheit und auch die unserer Methode zu respektieren.

Dann studieren wir nicht mehr mit unserem psychoanalytischen Instrumentarium die Trends der Zeit, sondern passen uns ihnen lieber an und laufen mit, statt besser am Rand unsere Außenseiterposition samt ihrer revolutionären Kraft zu bewahren (Erlich, 2013) und unseren ganz spezifischen Beitrag zu leisten, der ohnehin niemals allen willkommen sein kann, den wir aber durch ein Zuviel an Anpassung gefährden. In seiner Festrede zu Freuds 80. Geburtstag am 8. Mai 1936 in Wien leitete Thomas Mann (1974) das Wort Bescheidenheit von Bescheid-Wissen ab; diese Erinnerung könnte unserem Narzissmus mehr entgegenkommen und über die Unerfüllbarkeit von Omnipotenz-Wünschen hinwegtrösten.

Die Abgrenzung von anderen psychotherapeutischen Gesellschaften klar zu beschreiben und so zu definieren, dass sie auch einem außen stehenden Interessenten verständlich wird, scheint zu den besonders schwierigen Aufgaben zu gehören. Ganz ähnlich ist es mit den verschiedenen therapeutischen Techniken. Vereinzelt gibt es aber bereits einige gut lesbare und informative Einführungen, wie etwa das Bändchen über die *Übertragungsfokussierte Psychotherapie* (2016) von Stephan Doering. Freilich muss man damit rechnen, dass wichtige Hinweise, zum Beispiel der auf die notwendige entsprechende Anpassung der Therapieziele, von Laien nicht oder nicht in deren Sinn verstanden werden: Manche Patienten können durch die Hoffnung auf eine Behandlung, die kürzer und daher billiger als eine Analyse zu sein scheint, den Hinweis auf notwendigerweise bescheidenere Ziele ausblenden.

In sehr vielen Fällen werden weder Therapieformen noch Institutionen überwiegend nach rationalen, sondern vielmehr nach emotionalen und kaum bewussten Motiven gewählt. Trotzdem sind möglichst klare Beschreibungen sowohl für diejenigen, die sie verfassen, als auch für diejenigen, die sie lesen, wertvoll.

Kongresse und Konferenzen sind Möglichkeiten, über die Grenzen der eigenen Gruppe zu blicken. Auf eine besondere Chance, nicht nur über die Landesgrenzen zu schauen, sondern auch innere Grenzen aufzuspüren, möchte ich hinweisen, weil sie vermehrt die Möglichkeit zu gemeinsamer Selbstreflexion bietet. 2007 fand im Rahmen des 45. IPA-Kongresses in Berlin erstmals eine Großgruppe *(Large Group)* unter dem Titel »Being in Berlin« statt. Sie gab allen Teilnehmern die Gelegenheit, die emotionalen Aspekte des Aufenthalts in Berlin zu erforschen. Die Großgruppe wurde von Hunderten von Menschen besucht, die diese Veranstaltung als »das eigentliche Herz des Kongresses« bezeichneten. Es wurden verschiedene Aspekte untersucht, zum Beispiel die erweckten leidenschaftlichen Gefühle, das Containment des Settings und die anwesenden und fehlenden Stimmen. Die Veranstaltung wurde von H. Shmuel Erlich, Mira Erlich-Ginor und Hermann Beland im *International Journal of Psychoanalysis* (2009) ausführlich geschildert.

Solche Großgruppen werden seither auch auf den EPF-Konferenzen angeboten und auch dort gibt es während der an drei Tagen hintereinander stattfindenden Veranstaltung das Angebot, die schon im Vorfeld des Kongresses auftauchenden emotionalen Spannungen aufzuarbeiten. Zuletzt war dies auf dem 31. EPF-Jahreskongress im März 2018 in Warschau von extremer Bedeutung. Die innere Auseinandersetzung mit den in der Großgruppe auftauchenden Themen setzt sich wohl bei den meisten Teilnehmern noch tagelang fort.

Man sollte auch nicht vergessen, dass die vielen Kongresse eine kolossale organisatorische Leistung darstellen und unendlich viele Möglichkeiten bieten, trotz der Unzufriedenheit über die mangelhafte Diskussionsbereitschaft.

Wenn die Verbreitungsmöglichkeiten zahlreicher und großer Kongresse trotz geringer Diskussionsbereitschaft genutzt werden, so ist das sicher auf triebhafte Quellen zurückzuführen, wie sie sich in Bions (1989 [1961]) Basisannahmen in Gruppen zeigen. Sie bringen Konflikthaftigkeit mit sich. Der Wunsch nach Zusammengehörigkeit mag zwar zunächst eindeutig libidinös erscheinen, er kippt aber auch rasch in destruktive Bestrebungen, wenn Neid, Rivalität und Vergeltungssucht nach Gelegenheiten suchen, aktiv zu werden. Und selbst der Wissensdrang hat seine Gegenströmung in der Leidenschaft für das Nicht-wissen-Wollen (Kohon, 1999a), wofür uns auch die Arbeit des Negativen etliche Beispiele vor Augen geführt hat (vgl. Kap. III/3).

Mit einer wiederum anderen Grenze sind wir in der Öffentlichkeitsarbeit mit dem Gesundheitssystem konfrontiert. Was Horst-Eberhard Richter bereits 1972 konstatierte, gilt wohl auch heute noch: Es geht »die Tendenz der Psychoanalyse, sich der Medizin zu unterwerfen, verschiedentlich über das notwendig erscheinende Maß der sozialpolitischen Rücksichtnahme hinaus« (ebd., S. 13f.). Er sah darin die ebenfalls heute noch vermehrte Tendenz eines kollektiven Abwehrprozesses, der die Illusion nähren will, dass sich nur einzelne Kranke und nicht generell das Individuum in einer Krise befinde.

Als Vertreter der Psychoanalyse und daher des Individuums sind wir vielen Repräsentanten des Gesundheitswesens verdächtig. Es sollte uns also nicht wundern, wenn selbst bei noch so sorgfältiger Vorstellung unserer Institution und unserer Methode schließlich doch Personen und Bilder, die sie hervorrufen, die Basis für emotional bedingte Entscheidungen bilden.

2.3 Kommende und gehende Mitglieder

Bion (1989 [1961]) nennt als drittes Merkmal einer funktionierenden Gruppe deren *Fähigkeit, neue Mitglieder aufzunehmen, aber auch loslassen zu können, ohne die Identität der Gruppe zu verlieren* (vgl. auch Kap. VII/2.2).

Manche psychoanalytischen Institutionen sind besorgt wegen einer ihnen zu gering erscheinenden Mitgliederzahl, andere berichten erfreut über ihr Wachstum. Aber die Zahl entscheiden zu lassen, würde vielen Trends entsprechend nur die Quantität über die Qualität stellen; und damit meine ich nicht nur die Qualität der Mitglieder einer Institution, sondern auch die der Ausbildung. Wenn wir die Ansprüche immer mehr reduzieren und vieles Analyse nennen, was nur mit deutlichen Einschränkungen und reduzierten Zielsetzungen mit Analyse in Verbindung zu bringen ist, kann das einen doppelten Irrtum bedeuten. Erstens legen viele potenzielle angehende Analytiker, ob aus narzisstischen Gründen oder gut informiert, selbst Wert auf eine anspruchsvolle Ausbildung, sonst hätten sie eine einfachere Methode gewählt. Und zweitens rächt sich ein Versuch, sich und Patienten zu täuschen, früher oder später auf empfindliche Weise und würde allen berufsethischen Grundsätzen widersprechen. Deshalb sollte man wohl in erster Linie auf die Qualität der Ausbildung achten und nicht auf die Anwerbung von Ausbildungskandidaten.

Wer aber vom Institut aufgenommen wurde, sollte sowohl während seiner Ausbildungszeit als auch danach wahrgenommen werden. Das verlangt von jedem Individuum aktive Teilnahme und auch von den Funktionsträgern Aufmerksamkeit.

Es fällt auf, dass es zwar gut organisierte Studentenvertretungen in den Instituten gibt, die sogar im Rahmen der IPSO (International Psychosocial Organization) internationale Kontakte pflegen, aber die Mitglieder scheinen üblicherweise keine Vertretung zu haben. Natürlich könnte man argumentieren, dass man bei ihnen voraussetzt, dass sie »die eigene Stimme entwickeln« konnten und darin Übung haben, »da das den kreativen Akt bezeichnet, der sich in der Stunde mit dem Patienten ereignen kann und der sich für die gesamte professionelle Entwicklung formulieren lässt« (Zwiebel, 2013, S. 280). Wir haben aber auch gesehen, dass einiges im beruflichen Werdegang eher zur Gewöhnung an Passivierung, Zurückhaltung und Zuwarten führt. Warum sollte dann ausgerechnet dieser Beruf, in welchem man während der Ausbildung sowohl Unterstützung für die Entfaltung der eigenen Stimme erfahren hat als auch eine Technik erlernt hat, die mehr innere Verarbeitung verlangt als öffentliche Stellungnahmen, keine professionelle Vertretung in der eigenen Vereinigung haben? Es gibt zweifellos in den Institutionen auch Kollegen, die sowohl dort als Analytiker arbeiten als auch vorher schon und oft auch weiterhin nebenbei eine andere berufliche Tätigkeit[20] ausüben und von daher an die Notwendigkeit aktiveren Auftretens gewöhnt sind. Es würde die Arbeit der Vorstände wahrscheinlich erleichtern, wenn sie in passender Form mehr über die Meinungen der Mitglieder erfahren würden, was ja Sinn und Zweck einer Mitgliedervertretung wäre. Denn vieles bleibt bei den abendlichen Veranstaltungen aus Ermüdung unausgesprochen – nach vielen Therapiestunden mit Patienten.

Während also die Aufnahme neuer Mitglieder eher angestrebt wird, scheint die große Gruppe der langjährigen Mitglieder weniger Beachtung zu bekommen.

Auch das Ausscheiden von Mitgliedern verliert möglicherweise zu rasch an Bedeutung. Es wäre jedoch wichtig zu verstehen, warum jemand seine Mitgliedschaft beenden will. Sind es finanzielle Gründe, ist es Enttäuschung oder vielleicht sogar eine Form von Protest oder gar ein Hilferuf? Wenn wir an die immense Bedeutung denken, die Bleger (2013 [1967]) der Institution auf der symbolischen Ebene nachwies (vgl. Kap. I/4.1), kann es auch nicht bedeutungslos sein, wenn ein Mitglied geht. Das heißt nicht, dass man Mitglieder festhalten sollte, wenn

20 In diesem Zusammenhang handelt es sich um eine hilfreiche Unterstützung aufgrund einer anderen als der analytischen Tätigkeit. Sehr häufig aber ist das Gegenteil der Fall. Ich verdanke den Hinweis Rainer Gross, der mich auf die oft widersprüchlichen handlungsleitenden Konzepte verschiedener Berufe aufmerksam machte. Zum Beispiel muss ein Arzt im Krankenhaus meist schnell entscheiden und handeln, deshalb hat er vielleicht Mühe, hinter der Couch Geduld zu lernen. Oder ein Lehrer, der ans Unterrichten gewöhnt ist, könnte Gefahr laufen, dem Patienten zu viel zu erklären statt ihm – auch mit dem dritten Ohr – zuzuhören.

sie wirklich gehen wollen. Aber man sollte vor allem verstehen, warum sie nicht mehr zu dieser Gruppe gehören wollen.

Während es für die Aufnahme potenzieller angehender Analytiker ein klares Procedere gibt, das meist mit dem ebenfalls höchst emotional erlebten sogenannten »Rundgang« zu mehreren Lehranalytikern beginnt, ist die eher seltenere Verabschiedung von Mitgliedern nicht geregelt. Manche treten im Alter wegen des Mitgliedsbeitrags zurück. Andere finden vielleicht ein diesbezügliches Ansuchen um Ermäßigung peinlich. Gäbe es eine Vertretung für Mitglieder, wäre es vielleicht einfacher, solche Härtefälle wahrzunehmen, darauf aufmerksam zu machen und angemessen zu handeln. Die jeweiligen Funktionsträger können – selbst wenn sie als Doppelindividuen sowohl auf die Institution als auch auf die einzelnen Mitglieder zu achten versuchen – nicht immer Einblick haben in deren private Situation.

2.4 Untergruppen

Bion zufolge (1989 [1961]) hat eine funktionierende Gruppe als viertes Merkmal *keine rigiden, exklusiven Untergruppen* (vgl. auch Kap. VII/2.2). Wenn der Vorstand trotzdem eine Untergruppe einsetzt zur Erledigung irgendeiner Aufgabe für das Institut, kann das zum Beispiel einer Forschungstätigkeit oder einem notwendigen Außenkontakt dienen. Es ist also anzunehmen, dass es eindeutig im Interesse der Vereinigung ist.

Manchmal besteht die Gefahr, dass ein Komitee für die Beurteilung irgendeiner Frage, einer Aufgabe oder eines Problems genau aus den Personen zusammengesetzt wird, die mit hoher Wahrscheinlichkeit zu dem vom Vorstand gewünschten Ergebnis kommen. Wenn nicht auch absichtlich eventuell kritische Stimmen angehört und durchdacht werden, dann könnte es sich wiederum um eine Fehl-Leistung scheinbarer Aufnahmebereitschaft und »Transparenz« handeln.

Schwieriger ist es mit Initiativen einzelner Mitglieder. Wenn niemand vom Vorstand Näheres über die Idee einer kleinen Gruppe weiß und auch nicht nachgefragt wird, warum für die Idee nicht die möglicherweise bereits vorhandenen Strukturen der Institution benutzt werden, sondern eine eigene Kleingruppe gebildet wird, dann kommt es oft zu eigenartigen Kompromissen, durch welche die Initiative gleichzeitig toleriert, aber doch auch argwöhnisch betrachtet wird. Im Gespräch

Klarheit zu suchen würde mehr Arbeitsaufwand bedeuten, wäre aber auch sinnvoller.

2.5 Gruppenspezifische Wertschätzung der Mitglieder

Bion (ebd.) macht als fünftes Merkmal bei seiner Vorstellung einer »guten, gesunden Gruppe« (vgl. auch Kap. VII/2.2) auf eine interessante Verschiebung aufmerksam: Gruppenmitglieder werden oft nicht nach der Leistung, die sie für die Gruppe erbringen, beurteilt, sondern *nach ihrer früheren Position oder ihrem Ruf durch eine anderen Funktion*. Leitende Personen sollen zwar diese Verdienste kennen, sie aber nicht als Grundlage der aktuellen Wertschätzung verwenden. Vielleicht dachte Bion an Äsops Fabel *Der Prahler:* Dieser rühmt sich damit, auf Rhodos einst einen gewaltigen Sprung getan zu haben und beruft sich auf damalige Zeugen. Doch man antwortet ihm: »Hic Rhodos, hic salta!« (Hier ist Rhodos, hier spring!).

2.6 Die Wahrnehmung von und der Umgang mit Unzufriedenheiten

Die Wahrnehmung von und der Umgang mit Unzufriedenheiten stellen das sechste Merkmal dar, das Bion (1989 [1961]) zufolge ebenfalls von großer Bedeutung für eine gesunde Institution ist (vgl. auch Kap. VII/2.2). Die Probleme kommen von beiden Seiten: Die Mitglieder äußern ihre Bedenken oft nicht rechtzeitig, gut informiert und klar genug und die Funktionsträger sind im Sinne der Aufwandsersparnis häufig zu wenig neugierig, was eigentlich das Problem darstellt. Das hängt natürlich oft mit unserer früher erwähnten »Kultur der Überlastung« zusammen, was ja idealerweise zur Transformation in eine »Kultur der individuell angemessenen Auslastung« führen könnte.

Häufiger als ein Studieren der Beschwerden scheint deren Ignorieren zu sein, was zwar oft verständlich, aber selten nützlich ist.

Unzufrieden sind wir schon aus ethischen, aber auch aus narzisstischen Gründen mit unseren Behandlungsfehlern und Irrtümern. Zwiebel (2017, S. 59) unterteilt diese unerwünschten Ereignisse in Verfehlungen und Behandlungsfehler, für die man als Analytiker verantwortlich ist und in unvermeidliche und notwendige Prozesse wie Irrtum, Täuschung und Fehlleistung. Sein Buchtitel *Vom Irrtum lernen* (2017) klingt optimistisch. Ich würde vermuten, diese Hoffnung erfüllt sich ebenfalls nur, wenn sie von Emotionen getragen wird. Das zeigt sich zum Beispiel deutlich in Belands Bemerkung: »Wir lernten jedenfalls nicht theoretisch, sondern bedürftig, was die Psychoanalyse über die ersten Monate und Jahre herausgefunden hatte« (2007, S. 32). Bedürftigkeit verweist wieder auf einen unbehaglichen Mangel, der uns zum Suchen, Sehen und Erkennen treiben kann.

3 Zwischen Containment und Zumutung

Wir nähern uns dem Ende unserer Überlegungen zum Unbehagen in psychoanalytischen Instituten, das wir als Ausgangspunkt zum Nachdenken über Störendes und Förderliches herangezogen haben.

Vielleicht ist besonders aufmerksamen Lesern aufgefallen, dass ich im vorangegangenen Abschnitt die sechs Merkmale erwähnt habe, die Bion (1989 [1961]) bei seiner Vision von einer »guten, gesunden Gruppe« aufgelistet hat, nur den letzten noch nicht, nämlich dass *die kleinste Gruppe aus drei Mitgliedern besteht*. Wenn es nur zwei Mitglieder sind, haben sie eine persönliche Beziehung, was – wie Bion (ebd.) anmerkt – eine andere Qualität hat. Die Beziehung fühlt sich anders an. Vielleicht zunächst durchaus wohlig, sodass man mehr davon haben will, grenzenlose Behaglichkeit, wie in R. Rollands Beschreibung des »ozeanischen Gefühls«, mit der Freud seine Arbeit über *Das Unbehagen in der Kultur* (1930a) begonnen hat. Doch die Grenzenlosigkeit verwandelt sich für das Individuum irgendwann in bedrohliche Haltlosigkeit.

Wir haben gesehen, dass – wie Bleger in *Symbiosis and Ambiguity* (2013 [1967]) zeigte – das Leben innerhalb einer Institution solche frühen, primitiven Gefühle aufgrund der Erhaltung aller psychischen Bildungen bei uns unmerklich wieder aktiviert. Wenn sie nicht zum Versinken in Passivität und Auflösung führen sollen, brauchen sie einen Behälter, der sie begrenzt und hält.

In der kleinsten Gruppe der Familie war das die Rolle des Vaters. Heribert Blass beschrieb die »Väterliche Präsenz in der veränderten westlichen Welt« (2017) so differenziert und klar, dass die Arbeit selbst eine haltende Funktion in diesem »Zeitalter der Verwirrung« (Bollas, 2015) übernimmt. »Väterliche Präsenz« geht über die biologische Bedeutung hinaus und hat eine »essenziell kreative Qualität« (Blass,

2017, S. 45), und insofern ist sie für unser Thema relevant, weshalb man ja auch vom »Gründungsvater« einer Gruppe oder Organisation spricht. Diese väterliche Präsenz begleitet und führt wachsam die sich bildenden Strukturen und hat primär eine schützende Funktion. Wir erinnern uns an Freuds Bemerkung unmittelbar nach seiner Abwendung vom Thema des ozeanischen Gefühls: »Ein ähnlich starkes Bedürfnis aus der Kindheit wie das nach dem Vaterschutz wüßte ich nicht anzugeben« (S. 430). Als wesentliche Aspekte der Väterlichkeit hält Blass (2017) Güte, Kreativität, Nützlichkeit und Mut fest. Sie sind auch für die väterliche Aufgabe entscheidend, die Blass als »dichotome Position« (ebd.) bezeichnet und die das Zulassen positiver Gefühle ebenso umfasst wie das Aushalten negativer, abweisender oder feindseliger Impulse.

So wie ein Vater sein Kind am besten begleiten kann, wenn er dank seiner »dichotomen Position« zu Nähe einerseits und zur Beachtung und Bewahrung von Grenzen andererseits fähig ist, müssten wohl auch *Doppelindividuen in leitender Funktion* ein stilles Wissen über die mögliche tiefe und ursprüngliche Bedeutung der Institution für die Individuen haben und Halt geben. Blass spricht von dem uns als Analytiker möglichen »Beitrag zu einer nachhaltigen väterlichen Präsenz in der heutigen Gesellschaft […], indem wir die unvermeidlich notwendige Gegensatzspannung zwischen zärtlichem Fest-Halten und begrenzendem Auf-Halten immer wieder zum Thema machen« (ebd., S. 57). Es fällt auf, dass Blass wohl beabsichtigt mit »Dichotomie« für die Gegensatzpaarung einen Begriff verwendet, der auch in der Biologie für Verzweigungen und Gabelungen gebraucht wird. Dieser Ausdruck passt sowohl zur lebensbejahenden väterlichen Beziehung als auch zum ursprünglichen Begriff der Krise, in der wir gleichsam an einer Weggabelung stehen und eine Entscheidung treffen sollen, gemäß unserer Kraft und Entscheidungsfähigkeit (vgl. Kap. III/3.4 und Kap. V/4).

Wie notwendig und bedeutsam gerade heutzutage manchmal ein Auf-Halten sein kann, deutet Teising (2017) an:

> »So können wir die dauernde Verbundenheit mithilfe digitaler Netzwerke auch als Ausdruck eines menschlichen Bindungsbedürfnisses verstehen, das den Individualisierungsprozessen mit ihren genealogischen Entbindungsprozessen entgegenwirkt. […] Die äußere Realität prägt sich als neue Autorität in Gestalt der Forderung nach ständiger Verfügbarkeit und gleichzeitiger scheinbarer Selbstbestimmung in die Psyche und in

körperliches Empfinden ein. Für viele ist diese neue Autorität mittlerweile von tyrannischer Qualität« (ebd., S. 58).

Das können wir als Bedrohung erleben, wie Hans-Jürgen Wirth (2012) Richters Theorie zusammenfassend formuliert:

> »Wenn emotional bedeutsame Menschen uns für ihre Selbststabilisierung oder für andere Bedürfnisse oder Interessen instrumentalisieren, fühlen wir uns zur bloßen Funktion, zum bloßen Instrument erniedrigt. Nicht um seiner selbst willen geachtet zu werden, beschädigt die Würde und den Selbstwert des Menschen und darum wird er krank« (ebd., S. 242).

Dagegen wehren wir uns wohl mit der Verstärkung unseres Narzissmus.

Die Vielfalt der Möglichkeiten, die auf uns einströmen, kann immer wieder zur Störung und Zerstörung anwachsen. Deshalb betont Udo Hock (2018) ganz zu Recht die Notwendigkeit, auch in der Psychoanalyse dem Pluralismus eine »Lektüre im Singular« an die Seite zu stellen, »ein voraussetzungsloses Lesen« (ebd., S. 489), das auch wieder eine private, individuelle Verarbeitung erlaubt.

XII Schlussfolgerungen

Wir haben das Gefühl des Unbehagens, das auch für Freud der Ausgangspunkt für seine Kritik an der Kultur war, verwendet, um es als Signal für die Wahrnehmung störender und irritierender Erfahrungen in psychoanalytischen Institutionen ernst zu nehmen. Die Besonderheiten unserer Ausbildung und Berufsausübung haben uns deren große Möglichkeiten, aber auch ihre Grenzen und Erschwernisse für ein soziales Zusammenleben nahegebracht. Immer aber sind wir auf das Hauptgewicht der inneren Verarbeitung gestoßen, die durch die »Arbeit des Negativen« in ihren verschiedensten Formen und durch regressive Unterwerfung unter Autoritäten und alte Erlebnis- und Verhaltensweisen selbstständige und aktive Auseinandersetzungen mit Problemen verhindern. Uns sind die Auswirkungen der Unterschätzung des Unbewussten nicht entgangen und die Gefahr, die dadurch selbst für unsere überzeugendsten Konzepte entsteht, dass sich sozusagen in den Falten des Impliziten und in den Entstellungen unserer Praxis Verdrängtes unbemerkt wieder eingenistet hat. Dadurch sind sogar zentrale Theorien der Psychoanalyse wie die Psychosexualität bedroht.

Wir werden den Dilemmata nicht entkommen, aber unsere Antwort darauf kann die Aufmerksamkeit für sie sein und die Bereitschaft, sie mit der Genauigkeit, Aufrichtigkeit und Ernsthaftigkeit eines Forschers zu studieren und uns gleichzeitig immer wieder der spielerischen Offenheit und lustvoller Neugier zu überlassen, die wir an Kindern und Künstlern oft bewundern.

Wenn ich zum Abschluss noch einmal Bions Bemerkung zitiere, »[...] the love without which understanding cannot exist« (1989 [1961], S. 161), das heißt, dass Verstehen ohne Liebe nicht möglich ist, so erinnert mich das an R. Rolland. Er hat zu Beginn seiner Michelangelo-Biographie (ähnlich wie Bion in seinen Erinnerungen an den Ersten

Weltkrieg [1982]) das großspurige Heldentum als Lüge entlarvt und gemeint:

> »Es gibt nur ein Heldentum auf der Welt:
> Die Welt zu sehen, wie sie ist –, und sie zu lieben«
> (R. Rolland, 1922, S. 3).

Literatur

Abram, J. (2007). *The Language of Winnicott. A Dictionary of Winnicott's Use of Words*. London (UK): Karnac.

Aisenstein, M. & Rich, H. (2018). On bisexuality: being born with two eyes. In R.J. Perelberg (Hrsg.), *Psychic Bisexuality. A British-French Dialogue* (S. 133–150). Abingdon, Oxfordshire (UK): Routledge.

Angeloch, D. (2017). »Sub-Thalamic Fear«. Über Wilfred Bions »War Memoirs 1917–1919«. *Psyche, 71*(7), 586–616.

Anzieu, D. (1990). *Freuds Selbstanalyse. 2 Bände*. München und Wien: Verlag Internationale Psychoanalyse.

Bauman, Z. (2000). *Liquid Modernity*. Kopenhagen (DK): Hans Reitzels Forlag.

Beland, H. (1992). Die zweifache Wurzel des Gefühls. *Jahrbuch der Psychoanalyse, 29*, 63–91.

Beland, H. (2007). Aneignen, Integrieren, Forschen – Stufen von Verbesserung der eigenen und gemeinsamen analytischen Arbeit. In L.M. Hermanns (Hrsg.), *Psychoanalyse in Selbstdarstellungen. Band VI* (S. 9–78). Frankfurt/M.: Brandes & Apsel.

Bion, W.R. (1962). *Learning from Experience*. London (UK): Heinemann.

Bion, W.R. (1982). *The Long Week-End. 1897–1919. Part of a Life*. (Hrsg. von F. Bion). Abingdon, Oxfordshire (UK): Fleetwood Press.

Bion, W.R. (1989 [1961]). *Experiences in Groups, and other Papers*. London (UK): Routledge.

Bion, W.R. (1992 [1962]). *Lernen durch Erfahrung* (aus dem Amerikanischen übers. und eingel. von Erika Krejci). Frankfurt/M.: Suhrkamp.

Bion, W.R. (2005). *The Italian Seminars*. London (UK): Karnac.

Bion Talamo, P. (1996). An »ethical code« for authors? In E. Piccioli, P.L. Rossi & A.A. Semi (Hrsg.), *Writing in Psychoanalysis* (S. 71–84). London (UK): Karnac.

Blanchot, M. (1969). *L'entretien infini*. Paris (FR): Edition Gallimard.

Blass, H. (2017). Väterliche Präsenz in der veränderten westlichen Welt. *Zeitschrift für psychoanalytische Theorie und Praxis, 32*(1), 44–60.

Bleger, J. (2013 [1967]). *Symbiosis and Ambiguity. A Psychoanalytic Study*. Hove, East Sussex (UK): Routledge.

Bleuler, E. (1910). *Ambivalenz. Erfindung und Darstellung des Begriffs durch Eugen*

Bleuler. Vortrag anläßlich der Ordentlichen Winterversammlung des Vereins schweizerischer Irrenärzte in Bern am 26./27.11.1910.

Bohleber, W. (2007). Vorwort. In S. Zwettler-Otte (Hrsg.), *Entgleisungen in der Psychoanalyse. Berufsethische Probleme* (S. 7–9). Göttingen: Vandenhoeck & Ruprecht.

Bohleber, W. (2012a). The use of public and private implicit theories in the clinical Situation. In J. Canestri (Hrsg.), *Putting Theory to Work. How Are Theories Actually Used in Practice?* (S. 1–22). London (UK): Karnac.

Bohleber, W. (2012b). Unconscious theories in the analyst's mind at work: searching for them in clinical material. In J. Canestri (Hrsg.), *Putting Theory to Work. How Are Theories Actually Used in Practice?* (S. 79–81). London (UK): Karnac.

Bollas, C. (1992). *Being a Character. Psychoanalysis and Self Experience.* New York (NY): Hill and Wang.

Bollas, C. (2011). *The Christopher Bollas Reader.* Hove, East Sussex (UK): Routledge.

Bollas, C. (2015). Psychoanalyse im Zeitalter der Verwirrung. Über die Wiederkehr des Unterdrückten. *Zeitschrift für psychoanalytische Theorie und Praxis, 30*(2), 135–156.

Botella, C. & Botella, S. (2005). *The Work of Psychic Figurability. Mental States without Representation.* Hove, East Sussex (UK): Brunner-Routledge.

Büchmann, G. (1959). *Geflügelte Worte.* München und Zürich: Droemer Knaur.

Caldwell, L. (2005). *Sex and Sexuality. Winnicottian Perspectives.* London (UK): Karnac.

Canestri, J. (2001). Feuerlärm: Überlegungen zur Übertragungsliebe. In P. Fonagy, A. Hagelin & E. Spector Person (Hrsg.), *Freud heute. Wendepunkte und Streitfragen. Band 3: Über Freuds »Bemerkungen über die Übertragungsliebe«* (S. 183–204). Stuttgart: frommann-holzboog.

Canestri, J. (2006). *Psychoanalysis – From Practice to Theory.* Chichester, West Sussex (UK): Whurr.

Canestri, J. (Hrsg.). (2012). *Putting Theory to Work. How Are Theories Actually Used in Practice?* London (UK): Karnac.

Carotenuto, A. (Hrsg.). (1986). *Tagebuch einer heimlichen Symmetrie. Sabina Spielrein zwischen Jung und Freud.* Freiburg i.Br.: Kore.

Coltart, N. (1993). *Slouching Towards Bethlehem … And Further Psychoanalytic Explorations.* London (UK): Free Association Books.

Cremerius, J. (1986). Vorwort zur deutschen Ausgabe. In A. Carotenuto (Hrsg.), *Tagebuch einer heimlichen Symmetrie. Sabina Spielrein zwischen Jung und Freud* (S. 9–28). Freiburg: Kore.

Danckwardt, J.F. (1994). Vom Aufspüren bedeutungsfähiger Übertragung durch Arbeitsaffekte. In C. Frank (Hrsg.), *Wege zur Deutung. Verstehensprozesse der Psychoanalyse* (S. 114–132). Opladen: Westdeutscher Verlag.

David, C. (1975). La médiation sexuelle. *Revue Francaise de Psychoanalyse, 39,* 824–845.

Diem-Wille, G. & Turner, A. (2009). *Ein-Blicke in die Tiefe. Die Methode der Psychoanalytischen Säuglingsbeobachtung und ihre Anwendung.* Stuttgart: Klett-Cotta.

Diercks, M. (2018). Freud's transference. Clinical technique and theoretical conceptualization compared. *International Journal of Psychoanalysis, 99*(1), 58–81.

Doering, S. (2016). *Übertragungsfokussierte Psychotherapie (TFP)*. Göttingen: Vandenhoeck & Ruprecht.

Donnet, J.-L. (2009). *The Analyzing Situation*. London (UK): Karnac.

Donnet, J.-L. (2016). Der interanalytische Austausch: Die Erzählung und das Zuhören. *Zeitschrift für psychoanalytische Theorie und Praxis, 31*(3/4), 430–443.

Eizirik, C. L. (2010). Analytic Practice: Convergences and Divergences. *International Journal of Psychoanalysis, 91*(2), 371–375.

Erlich, H. S. (2009). Das Unbehagen in der Kultur von heute. Psychoanalyse und gesellschaftliche Anerkennung. In M. Ermann (Hrsg.), *Was Freud noch nicht wusste. Neues über Psychoanalyse* (S. 113–125). Frankfurt/M.: Brandes & Apsel.

Erlich, H. S. (2013). *The Couch in the Marketplace. Psychoanalysis and Social Reality.* London (UK): Karnac.

Erlich, H. S. (2016). Integrität und Reziprozität in der Psychoanalyse. Wer ist verantwortlich und wofür? In Deutsche Psychoanalytische Vereinigung (Hrsg.), *Verantwortung im psychoanalytischen Feld – Herausforderungen und Grenzen heute. DPV-Herbsttagung 2015* (S. 20–30). Gießen: Psychosozial-Verlag.

Erlich, H. S., Erlich-Ginor, M. & Beland, H. (2009). Being in Berlin: A Large Group experience in the Berlin Congress. *International Journal of Psychoanalysis, 90*(4), 809–825.

Etchegoyen, R. H. (1991). *The Fundamentals of Psychoanalytic Technique*. London (UK): Karnac.

Faimberg, H. (1996). Listening to Listening. *International Journal of Psychoanalysis, 77*(4), 667–677.

Fenichel, O. (1974 [1946]). *Psychoanalytische Neurosenlehre. Band 1*. Frankfurt/M.: Ullstein.

Ferro, A. (2003). *Das bipersonale Feld. Konstruktivismus und Feldtheorie in der Kinderanalyse*. Gießen: Psychosozial-Verlag.

Forrester, J. (2000). What Kind of Truth? In P. Brooks & A. Woloch (Hrsg.), *Whose Freud? The Place of Psychoanalysis in Contemporary Culture* (S. 311–323. New Haven (CT) und London (UK): Yale University Press.

Freud, A. (1950 [1938]). Probleme der Lehranalyse. In dies. (1980), *Die Schriften der Anna Freud. Band V: Psychoanalyse und Erziehung und andere Schriften, 1945–1956* (S. 1397–1410). München: Kindler.

Freud, A. (1981 [1950]). Foreword by Anna Freud. In M. Milner, *On Not Being Able to Paint* (S. xiii–xvi). London: Heinemann.

Freud, S. (1905e). Bruchstück einer Hysterie-Analyse [Der Fall »Dora«]. *GW V*, 161–286.

Freud, S. (1907a [1906]). Der Wahn und die Träume in W. Jensens »Gradiva«. *GW VII*, 29–122.

Freud, S. (1910c). Eine Kindheitserinnerung des Leonardo da Vinci. *GW VIII*, 127–211.

Freud, S. (1910d). Die zukünftigen Chancen der psychoanalytischen Therapie. *GW VIII*, 104–115.

Freud, S. (1910i). Die psychogene Sehstörung in der psychoanalytischen Auffassung. *GW VIII*, 94–102.

Freud, S. (1911b): Formulierungen über zwei Prinzipien des psychischen Geschehens. *GW VIII*, 230-238.

Freud, S. (1913c). Zur Einleitung der Behandlung. Weitere Ratschläge zur Technik der Psychoanalyse I. *GW VIII*, 454–478.

Freud, S. (1914b). Der Moses des Michelangelo. *GW X*, 172–201.

Freud, S. (1914c). Zur Einführung des Narzißmus. *GW X*, 137–170.

Freud, S. (1914d). Zur Geschichte der psychoanalytischen Bewegung. *GW X*, 43–113.

Freud, S. (1916–1917a [1915–1917]). *Vorlesungen zur Einführung in die Psychoanalyse.* GW XI.

Freud, S. (1920g). Jenseits des Lustprinzips. *GW XIII*, 1–69.

Freud, S. (1927c). Die Zukunft einer Illusion. *GW XIV*, 325–380.

Freud, S. (1930a). Das Unbehagen in der Kultur. *GW XIV*, 419–505.

Freud, S. (1933a). *Neue Folge der Vorlesungen zur Einführung in die Psychoanalyse.* GW XV.

Freud, S. (1935b). Die Feinheit einer Fehlhandlung. *GW XVI*, 37–39.

Freud, S. (1936a). Brief an Romain Rolland (zum 29.1.1936). Eine Erinnerungsstörung auf der Akropolis. *GW XVI*, 250–257.

Freud, S. (1937c). Die endliche und die unendliche Analyse. *GW XVI*, 59–99.

Freud, S. (1940a [1938]). Abriß der Psychoanalyse. *GW XVII*, 63–138.

Freud, S. (1986). *Briefe an Wilhelm Fließ: 1887–1904.* (Hrsg. von J.M. Masson; Dt. Fassung von M Schröter). Frankfurt/M.: S. Fischer.

Freud, S. & Andreas-Salomé, L. (1980 [1966]). *Sigmund Freud Briefwechsel.* (Hrsg. von E. Pfeiffer). Frankfurt/M.: S. Fischer.

Gammelgaard, J. (2016). Citation and the Hidden Authority. *International Journal of Social Science Studies, 4*(12), 1–5.

Grabbe, C.D. (2008 [1835]). *Hannibal.* Stuttgart: Reclam.

Green, A. (1999). *The Work of the Negative.* London (UK): Free Association Books.

Green, A. (2001). The neuter gender. In ders., *Life Narcissism, Death Narcissism* (S. 158–169). London (UK): Free Association Books.

Green, A. (2002). *Time in Psychoanalysis. Some Contradictory Aspects.* London (UK): Free Association Books.

Green, A. (2003). *Geheime Verrücktheit. Grenzfälle der psychoanalytischen Praxis.* Gießen: Psychosozial-Verlag.

Green, A. (2005). Winnicott at the start of the third millennium. In L. Caldwell (Hrsg.), *Sex and Sexuality. Winnicottian Perspectives* (S. 11–32). London (UK): Karnac.

Green, A. (Hrsg.). (2007). *Resonance of Suffering. Countertransference in Non-Neurotic Structures.* London (UK): The International Psychoanalysis Library.

Green, A. (2010). Sources and vicissitudes of being in Winnicott's work. *Psychoanalytic Quarterly, 79*(1), 11–35.

Green, A, (2014). Quellen und Schicksale des Seins in Winnicotts Werk. *Zeitschrift für psychoanalytische Theorie und Praxis, 29*(1).

Gross, R. (2017). *Psychoanalyse als Kind von Romantik und Aufklärung*. Vortrag beim 2. psychoanalytischen Symposium im Wienerwald in Wien am 22.09.2017 (Manuskript).

Grosz, E. (1994). *Volatile Bodies: Towards a Corporeal Feminism.* St. Leonards New South Wales: Allen & Unwin.

Guex, G. (2015 [1950]). *The Abandonment Neurosis.* London (UK): Karnac.

Gur, B. (1992). *Denn am Sabbat sollst du ruhn*. München: Goldmann.

Hock, U. (2012). *Das Unbewußte Denken. Wiederholung und Todestrieb.* Gießen: Psychosozial-Verlag.

Hock, U. (2018). Autoritarismus, Pluralismus, Singularität. *Psyche, 72*(6), 485–490.

Joseph, B. (1997 [1989]). *Psychic Equilibrium and Psychic Change. Selected Papers of Betty Joseph*. (Hrsg. von M. Feldman & E. Bott Spillius). Hove, East Sussex (UK): Routledge.

Joseph, B. (2003). Ethic and Enactment. *EPF Bulletin, 2003*(57), 168–175.

Junkers, G. (2007). Der Abschied vom Leben als Psychoanalytiker. In S. Zwettler-Otte (Hrsg.), *Entgleisungen in der Psychoanalyse. Berufsethische Probleme* (S. 150–165). Göttingen: Vandenhoek & Ruprecht.

Junkers, G. (Hrsg.). (2013). *Die leere Couch. Der Abschied von der Arbeit als Psychoanalytiker.* Gießen: Psychosozial-Verlag.

Kavka, A. (2013). Ein Konsiliar-Team für Psychoanalytiker. In G. Junkers (Hrsg.), *Die leere Couch. Der Abschied von der Arbeit als Psychoanalytiker* (S. 235–268). Gießen: Psychosozial-Verlag.

Kernberg, O. F. (1988). *Innere Welt und äußere Realität. Anwendungen der Objektbeziehungstheorie.* München und Wien (AT): Verlag Internationale Psychoanalyse.

Kernberg, O. F. (1996). Thirty methods to destroy the creativity of psychoanalytic candidates. *International Journal of Psychoanalysis, 77*(5), 1031–1041.

Kernberg, O. F. (2000). A concerned critic of psychoanalytic education. *International Journal of Psychoanalysis, 81*(1), 97–120.

Kerr, J. (1994). *Eine höchst gefährliche Methode. Freud, Jung und Sabina Spielrein.* München: Kindler.

Kirsner, D. (2000). *Unfree Associations. Inside Psychoanalytic Institutes.* London (UK): Process Press.

Kohon, G. (Hrsg.). (1986). *The British School of Psychoanalysis. The Independent Tradition.* London (UK): Free Association Books.

Kohon, G. (1999a). *No Lost Certainties to be Recovered.* London (UK): Karnac.

Kohon, G. (1999b). Knowledge and its vicissitudes. In ders., *No Lost Certainties to be Recovered* (S. 149–176). London (UK): Karnac.

Kohon, G. (2005). Love in time of madness. In A. Green & G. Kohon, *Love and its vicissitudes* (S. 30–70). Hove, East Sussex (UK): Routledge.

Kohon, G. (2007). Borderline traces and the question of diagnosis. In Andrè Green (Hrsg.). (2007), *Resonance of Suffering. Countertransference in Non-Neurotic*

Structures (S. 203–216). London (UK): The International Psychoanalysis Library.

Kohon, G. (2010). Amore nel transfert. Identificazione primaria e imago materna. *Psicoanalisi, 14*(2), 5–20.

Kohon, G. (2010). *Love in the transference. Primary identifications and maternal images* (simultaneously translated). Vortrag auf dem 23. EPF-Kongress in London vom 25.–28.03.2010.

Kohon, G. (2016). *Reflections on the Aesthetic Experience: Psychoanalysis and the uncanny*. Hove, East Sussex (UK): Routledge.

Kohon, G. (2018a [2016]). *Reflexionen über die ästhetische Erfahrung. Psychoanalyse und das Unheimliche* (aus dem Englischen übers. von S. Buchner-Sabathy). Wien: Mandelbaum.

Kohon, G. (Hrsg.). (2018b). *British Psychoanalysis. New Perspectives in the Independent Traditions*. Abington, Oxfordshire (UK): Routledge.

Kohon, G. (2018c). Bye-bye, sexuality. In R. J. Perelberg (Hrsg.), *Psychic Bisexuality. A British-French Dialogue* (S. 258–276). London (UK): Routledge.

Kohon, S. J. (2014). Making contact with the primitive mind. *International Journal of Psychoanalysis, 95*, 245–270.

Krejci, E. (2015). *Vertiefung in die Oberfläche. Ausgewählte Schriften*. Gießen: Psychosozial-Verlag.

Küchenhoff, J. (2004). »Zur Einführung des Narzißmus« – Eine Relektüre. *Psyche, 58*(2), 150–169.

Küchenhoff, J. (2005). *Psychodynamische Kurz- und Fokaltherapie. Theorie und Praxis*. Stuttgart: Schattauer.

Laplanche, J. & Pontalis J.-B. (1972). *Das Vokabular der Psychoanalyse*. Frankfurt/M.: Suhrkamp.

Legendre, P. (2011 [1989]). *Das Verbrechen des Gefreiten Lortie. Versuch über den Vater*. Wien (AT) und Berlin: Turia + Kant.

Leupold-Löwenthal, H. (1986). *Handbuch der Psychoanalyse*. Wien (AT): Orac.

Loch, W. (1981). Comments on Dr. Norman A. Cohen's Paper »On Loneliness and the Ageing Process«. *International Journal of Psychoanalysis, 63*, 267–273.

Löchel, E. (1996). »Jenseits des Lustprinzips«: Lesen und Wiederlesen. *Psyche, 50*(8), 681–714.

Löchel, E. (2013). *Die Freudsche Fehlleistung im analytischen Prozess. Fallbeispiele und Fragen*. Vortrag im Psychoanalytischen Seminar Freiburg am 01.02.2013 (Manuskript).

Löchel, E. (2018). Ist der Pluralismus wirklich das letzte Wort in der Psychoanalyse? Nicht alle Differenzen sind durch Argumentation auflösbar. *Psyche, 72*(6), 491–497.

Loewald, H. W. (1986). *Psychoanalyse. Aufsätze aus den Jahren 1951–1979*. Stuttgart: Klett-Cotta.

Lorenzer, A. & Görlich, B. (2010). Einleitung. In S. Freud, *Das Unbehagen in der Kultur und andere kulturtheoretische Schriften* (S. 7–28). Frankfurt/M.: Fischer TB.

Mann, T. (1974). Freud und die Zukunft. In ders, *Gesammelte Werke in dreizehn*

Bänden. Band 9: Reden und Aufsätze. Teil 1 (S. 478–501). Frankfurt/M.: Fischer.

Meltzer, D. (2009). *Dream Life. A Re-examination of Psychoanalytic Theory and Technic.* London (UK): Karnac.

Merezhkovsky, D. S. (2016 [1900]). *The Romance of Leonardo da Vinci.* Ozymandias Press.

Mijolla, A. de (2010). *Freud et la France. 1885–1945.* Paris (FR): Presses Universitaires de France.

Mijolla, A. de (2012). *La France et Freud. D'une scission à l'autre. Tome 2: 1954–1964.* Paris (FR): Presses Universitaires de France.

Milner, M. (1981 [1950]). *On Not Being Able to Paint.* London (UK): Heinemann.

Mitchell, J. (2000). The Vortex Beneath the Story. In P. Brooks & A. Woloch (Hrsg.), *Whose Freud? The Place of Psychoanalysis in Contemporary Culture* (S. 47–50). New Haven (CT) und London (UK): Yale University Press.

Mitscherlich, A. (1980). *Ein Leben für die Psychoanalyse. Anmerkungen zu meiner Zeit.* Frankfurt/M.: Suhrkamp.

M'Uzan, M. de (2013). The uncanny or »I am not who you think I am« (2009). In ders., *Death and Identity. Being and the Psycho-Sexual Drama* (S. 137–146). London (UK): Karnac.

Nunberg, H. & Federn, E. (1976). *Protokolle der Wiener Psychoanalytischen Vereinigung. Band I: 1906–1908.* Frankfurt/M.: Fischer.

Obholzer, A. (2009). Interview mit Anton Obholzer. Zu den Anfängen der psychoanalytischen Organisationsbeobachtung (Interview geführt von Gertraud Diem-Wille, 2007). In G. Diem-Wille & A. Turner (Hrsg.), *Ein-Blicke in die Tiefe. Die Methode der psychoanalytischen Säuglingsbeobachtung und ihre Anwendung* (S. 215–229). Stuttgart: Klett-Cotta.

Ogden, T. (2004). An Introduction to the Reading of Bion. *International Journal of Psychoanalysis, 85*(2), 285–300.

Parsons, M. (2007). Analytische Neutralität in der Lehranalyse. In S. Zwettler-Otte (Hrsg.), *Entgleisungen in der Psychoanalyse. Berufsethische Probleme* (S. 143–149). Göttingen: Vandenhoeck & Ruprecht.

Parsons, M. (2012). An Independent theory of clinical technique. In P. Williams, J. Keene & S. Derman (Hrsg.), *Independent Psychoanalysis Today* (S. 63–86). London (UK): Karnac.

Perelberg, R. J. (Hrsg.). (2018). *Psychic Bisexuality. A British-French Dialogue.* Abingdon, Oxfordshire (UK): Routledge.

Phillips, A. (2002). *Equals.* New York (NY): Basic Books.

Phillips, A. & Taylor, B. (2010). *On Kindness.* London (UK): Penguin Books.

Piccioli, E., Rossi, P. L. & Semi, A. A. (Hrsg.). (1996). *Writing in Psychoanalysis.* London (UK): Karnac.

Pichon-Rivière, E. (1970). *Del Psicoanálisis a la psicologia social, Vol. 1.* Buenos Aires: Editorial Galerna.

Pichon- Rivière, E. (1971). *Del Psicoanálisis a la psicologia social, Vol. 2.* Buenos Aires: Editorial Galerna.

Picht, J. (2014). Zur ethischen Grundlegung der Abstinenz. In A. Ebrecht-Laermann, E. Löchel, B. Nissen & J. Picht (Hrsg.), *Jahrbuch der Psychoanalyse. Band 69: Fehler und Fehlleistungen* (S. 77–100). Stuttgart-Bad Cannstatt: frommann-holzboog.

Poland, W.S. (2009). Probleme des kollegialen Lernens in der Psychoanalyse: Narzissmus und Neugier. In W. Bohleber & C. Frank (Hrsg.), *Konvergenzen und Divergenzen. Vorveröffentlichung der Hauptvorträge zum 46. IPV-Kongreß in Chicago, Juli 2009. [Psyche & Jahrbuch der Psychoanalyse, Supplement 2009]* (S. 3–24). Stuttgart: Klett-Cotta.

Press, J. (2010). Die endliche Analyse, die Arbeit der Transformation und ihre Grenzen. *Zeitschrift für psychoanalytische Theorie und Praxis, 25*(4), 395–408.

Quinodoz, D. (2013a). Hat ein alter Psychoanalytiker eine Rolle auszufüllen? In G. Junkers (Hrsg.), *Die leere Couch. Der Abschied von der Arbeit als Psychoanalytiker* (S. 41–56). Gießen: Psychosozial-Verlag.

Quinodoz, D. (2013b). Letter to the Editor. On: At what age should a psychoanalyst retire? *International Journal of Psychoanalysis, 94*(4), 793–797.

Reich, W. (1945). *Charakteranalyse.* Köln: Anaconda.

Richter, H.-E. (1972). *Die Gruppe. Hoffnung auf einen neuen Weg, sich selbst und die anderen zu befreien.* Reinbek bei Hamburg: Rowohlt.

Rinofner-Kreidl, S. (2005). Anleitung zur Selbstsorge. Über den ursprünglich ethischen Charakter von Medizin und Philosophie. *Psychologische Medizin, 16*(4), 17–24.

Rodman, F.R. (2003). *Winnicott – life and work.* Cambridge (MA): Da Capo Press.

Rolland, R. (1922). *Das Leben Michelangelos.* Frankfurt/M.: Rütten & Loening.

Roth, E. (2015). *Alles halb so schlimm!* (3. Aufl.). München: dtv.

Sandler, J. (1987). *From Safety to Superego.* London (UK): Karnac.

Sandler, J. & Sandler, A.-M. (1998) *Internal Objects Revisited.* London (UK): Karnac.

Schilling, R. (2007). Das Handeln des Psychoanalytikers, die psychoanalytische Situation und die Frage der Ethik. In S. Zwettler-Otte (Hrsg.), *Entgleisungen in der Psychoanalyse. Berufsethische Probleme* (S. 19–88). Göttingen: Vandenhoeck & Ruprecht

Schülein, J.A. (2015). Angst und Frust oder: Warum tun sich multiparadigmatische Wissenschaften wie die Psychoanalyse mit Kontakten und interdisziplinärer Forschung so schwer? *Zeitschrift für psychoanalytische Theorie und Praxis, 30*(1), 48–64.

Schülein, J.A. & Reitze, S. (2016). *Wissenschaftstheorie für Einsteiger.* Wien (AT): Facultas.

Sklar, J. (2011). *Landscapes of the dark. History, Trauma, Psychoanalysis.* London (UK): Karnac.

Sklar, J. & Parsons, M. (2011). The life cycle of the psychoanalyst. Reflections on a seminar for newly qualified analysts. In J. Sklar (Hrsg.), *Landscapes of the dark. History, Trauma, Psychoanalysis* (S. 143–160). London (UK): Karnac.

Snell, R. (2013). *Uncertainties, Mysteries, Doubts. Romanticism and the analytic attitude.* Hove, East Sussex (UK): Routledge.

Stekel, W. (1936). Wandlungen der Psychotherapie. *Wiener Klinische Wochenschrift, 49*(44), 1071–1074.

Teising, M. (2017). *Selbstbestimmung zwischen Wunsch und Illusion. Eine psychoanalytische Sicht.* Göttingen: Vandenhoeck & Ruprecht.

Teising, M. (2018). Grenzen – Psychoanalytische Überlegungen zu Abschottung, Spaltung und Durchlässigkeit. *Imagination, 2018*(2), 5–20.

Tichy, M. & Zwettler-Otte, S. (1999). *Freud in der Presse. Rezeption Sigmund Freuds und der Psychoanalyse in Österreich 1895–1938.* Wien: Sonderzahl.

Treurniet, N. (1996). Über eine Ethik der psychoanalytischen Technik. *Psyche, 50*(1), 1-31.

Utrilla Robles, M. (2013). *Fanaticism in Psychoanalysis. Upheavals in the Institutions.* London (UK): Karnac.

Viderman, S. (1996). *Die Psychoanalyse und das Geld.* Frankfurt/M.: Campus.

Vogl, J. (2014). *Über das Zaudern.* Zürich (CH) und Berlin: diaphanes.

Winnicott, D. W. (1984). *Von der Kinderheilkunde zur Psychoanalyse.* Frankfurt/M.: Fischer.

Wirth, H.-J. (2013). Konzept und Aktualität von Horst-Eberhard Richters gesellschaftskritischer Psychoanalyse. In H. Blass, R. Paul, M. Teising & C. E. Walker (Hrsg.), *Die Psychoanalytische Haltung – ihre Bedeutung im Spannungsfeld innerer und äußerer Angriffe. DPV-Herbsttagung in Bad Homburg, 21.–24.11.2012* (S. 239–251). Frankfurt/M.: Geber & Reusch.

Young, R. M. (2013). *The psychodynamics of psychoanalytic organisations.* http://www.psychoanalysis-and-therapy.com/rmyoung/cbpsy/ppo1.html (07.09.2013).

Zwettler-Otte, S. (2006). *Die Melodie des Abschieds. Eine psychoanalytische Studie zur Trennungsangst.* Stuttgart: Kohlhammer.

Zwettler-Otte, S. (Hrsg.). (2007a). *Entgleisungen in der Psychoanalyse. Berufsethische Probleme.* Göttingen: Vandenhoeck & Ruprecht.

Zwettler-Otte, S. (2007b). Überlegungen zur inneren Bedeutung der Internationalität bei der Etablierung einer berufsethischen Haltung. In dies. (Hrsg.), *Entgleisungen in der Psychoanalyse. Berufsethische Probleme* (S. 166–177). Göttingen: Vandenhoeck & Ruprecht.

Zwettler-Otte, S. (Hrsg.). (2009). *»… durch 1000 Kanäle und Poren …« Die Verbreitung der Psychoanalyse von ihren Anfängen bis zur Gegenwart.* Frankfurt/M.: Peter Lang.

Zwettler-Otte, S. (2012). Eine ergänzende Überlegung zu Winnicotts Konzept des Einfrierens einer verfehlten Situation. In B. Bardé & E. Bolch (Hrsg.), *Wagnis Psychoanalyse. Reflexionen über Transformationsprozesse* (S. 287–300). Frankfurt/M.: Brandes & Apsel.

Zwettler-Otte, S. (2013). Sketches in the Patient's Magic Drawing Book. In dies. (Hrsg.), *The Sphinx and the Riddles of Passion, Love and Sexuality* (S. 87–102). Frankfurt/M.: Peter Lang.

Zwettler-Otte, S. (2014). Fehl-Leistungen als Phänomene in psychoanalytischen Institutionen – *Das Unbehagen in der Kultur* wiedergelesen. In A. Ebrecht-Laermann, E. Löchel, B. Nissen & J. Picht (Hrsg.), *Jahrbuch der Psychoanaly-*

se. *Band 69: Fehler und Fehlleistungen* (S. 121–156). Stuttgart-Bad Cannstatt: frommann-holzboog.

Zwiebel, R. (2013). *Was macht einen guten Psychoanalytiker aus? Grundelemente professioneller Psychotherapie.* Stuttgart: Klett-Cotta.

Zwiebel, R. (2017). *Vom Irrtum lernen. Behandlungsfehler und Verantwortung in der psychoanalytischen und psychotherapeutischen Praxis.* Stuttgart: Klett-Cotta.

Register

Susann Heenen-Wolff

Gegen die Normativität in der Psychoanalyse

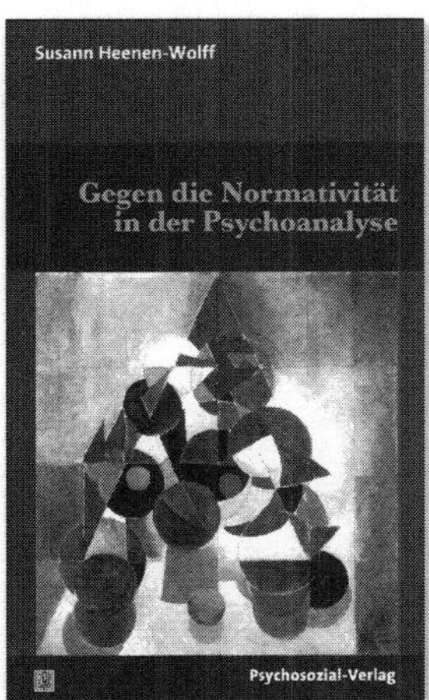

2018 · 146 Seiten · Broschur
ISBN 978-3-8379-2795-5

»Es ist unglaublich, wie viel die Regeln verderben können, sobald einmal alles zu gut geordnet ist.«
Georg Christoph Lichtenberg

Die Psychoanalyse ist mit rapiden Veränderungen in den zeitgenössischen Familien- und Beziehungsformen konfrontiert. Eine zu normative Auslegung verschiedener Konzepte von Freud und Lacan verhindert jedoch, dass der faktischen Vielfalt von Liebes- und Familienleben theoretisch und klinisch angemessen Rechnung getragen werden kann. Begriffe wie »der Ödipuskomplex und sein Untergang« oder »reife genitale Sexualität« sind nicht ausreichend, um das psychische Geschehen und seine Interaktionen zu fassen. Susann Heenen-Wolff eröffnet neue, vielversprechende Perspektiven, um zeitgenössische Formen des Sexuallebens zu verstehen.

In ihrem innovativen Plädoyer gegen die Normativität in der Psychoanalyse hinterfragt die Autorin auch die kulturellen, historischen und wissenschaftstheoretischen Bedingungen, im Rahmen derer das psychoanalytische Wissen entstanden ist, sowie dessen Verwaltung in den psychoanalytischen Institutionen. Die engagierten Ausführungen der Autorin machen deutlich, wie wichtig es ist, in Zukunft allzu einfache Schemata zurückzulassen, um den Herausforderungen unserer Lebenswelt gewachsen zu bleiben.